AF466063

Dr A. JOUFFRAY
Ancien Interne suppléant
des Hôpitaux de Lyon.

NOUVELLES RECHERCHES
sur la valeur comparée
DE QUELQUES MÉTHODES D'EXPLORATION
DE LA
PERMÉABILITÉ RÉNALE
DANS LES NÉPHRITES

LYON
A. REY & Cie, IMPRIMEURS-ÉDITEURS DE L'UNIVERSITÉ
4, RUE GENTIL, 4
1903

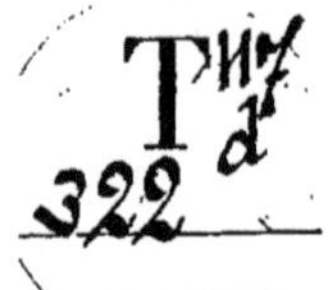

NOUVELLES RECHERCHES

sur la méthode comparée

DE QUELQUES MÉTHODES D'EXPLORATION

DE LA

PERMÉABILITÉ RÉNALE

DANS LES NÉPHRITES

NOUVELLES RECHERCHES

sur la valeur comparée

DE QUELQUES MÉTHODES D'EXPLORATION

DE LA

PERMÉABILITÉ RÉNALE

DANS LES NÉPHRITES

PAR

Le Dr Antoine-Théodore-Louis JOUFFRAY

Ancien Interne suppléant des Hôpitaux de Lyon.

LYON

A. REY & Cie, IMPRIMEURS-ÉDITEURS DE L'UNIVERSITÉ

4, RUE GENTIL, 4

—

1903

A MA GRAND'MERE

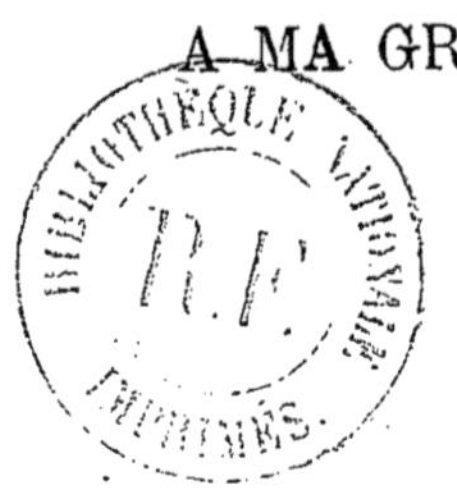

A MES PARENTS

Bien faible témoignage de ma reconnaissance et de mon affection.

A MON FRÈRE PAUL

A mon Président de Thèse

MONSIEUR LE PROFESSEUR TEISSIER

A la Mémoire

DU

PROFESSEUR LAROYENNE

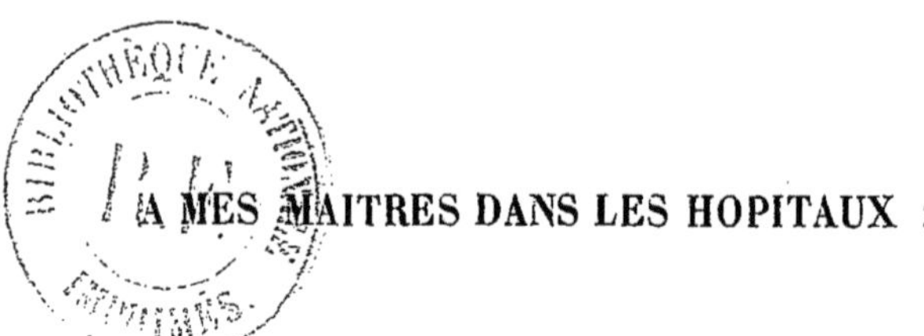

A MES MAITRES DANS LES HOPITAUX :

Monsieur le Professeur BONDET ;

Monsieur le Professeur GAILLETON ;

Monsieur le Professeur M. POLLOSSON ;

Monsieur le Dr ALBERTIN, chirurgien des hôpitaux ;

Monsieur le Dr BARJON, médecin des hôpitaux ;

Monsieur le Professeur agrégé BÉRARD, chirurgien des hôpitaux ;

Monsieur le Professeur agrégé Paul COURMONT, médecin des hôpitaux ;

Monsieur le Professeur agrégé DURAND, chirurgien des hôpitaux ;

Monsieur le Professeur agrégé LANNOIS, médecin des hôpitaux.

INTRODUCTION

Quand nous fûmes, au mois de décembre dernier, demander un sujet de thèse à M. le professeur Teissier, un de ses élèves, M. Miorcec, venait de terminer une « Etude comparative de quelques procédés d'exploration de la perméabilité rénale ». M. Teissier nous fit comprendre l'intérêt qu'il y aurait à continuer cette étude, bien vaste pour tenir en une seule thèse, et nécessitant le contrôle, les uns par les autres, de plusieurs expérimentateurs. C'est ce que nous avons essayé de faire au cours de ce travail.

Et, en le terminant, c'est avec émotion que nous songeons au maître que fut pour nous M. le professeur Teissier, aux conseils qu'il nous a donnés, à l'affectueuse bienveillance avec laquelle il nous a toujours accueillis. Qu'il soit assuré que nous en garderons toujours le meilleur et le plus reconnaissant souvenir.

M. le professeur Bondet a bien voulu nous autoriser à faire dans son laboratoire les recherches nécessitées par notre sujet. Nous le prions de croire à notre profonde gratitude.

M. le professeur agrégé Paul Courmont a été pour nous un guide de tous les jours, nous prodiguant ses excellents conseils sur le choix de nos malades et la marche de notre thèse. Nous sommes heureux de lui en exprimer nos plus vifs remerciements.

Que M. le Dr Cade, chef de clinique médicale, veuille également croire à notre vive reconnaissance pour l'intérêt qu'il a constamment témoigné à notre travail.

La plupart de nos observations expérimentales ont été prises en collaboration avec notre ami M. Raynaud, élève à l'Ecole du Service de Santé militaire, dont la thèse se rapporte à un sujet analogue au nôtre. Quant aux observations cliniques, elles sont presque toutes dues à M. le Dr André, interne des hôpitaux. Nous les remercions bien cordialement, ainsi que le Dr Nicolas, préparateur du cours de pathologie générale qui nous a très obligeamment communiqué plusieurs analyses chimiques d'urines, de l'aide qu'ils nous ont ainsi apportée.

NOUVELLES RECHERCHES

sur la méthode comparée

DE QUELQUES MÉTHODES D'EXPLORATION

DE LA

PERMÉABILITÉ RÉNALE

DANS LES NÉPHRITES

CHAPITRE PREMIER

HISTORIQUE

A la cellule rénale se rattachent deux appareils canaliculaires, assurant le départ de ses produits de sécrétion.

L'un est formé par les tubes urinifères, c'est l'appareil excréteur de l'urine.

L'autre comprend les vaisseaux, les réseaux capillaires, les glomérules, c'est l'appareil vasculaire sanguin.

Et pareillement la sécrétion rénale est double, à la fois externe et interne.

La sécrétion externe c'est l'urine. Par elle, d'une part, le rein débarrasse l'économie de ses déchets toxiques ; d'autre part, appendu aux voies de la circulation sanguine, il y tient le rôle d'un barrage régulateur.

Quant à la fonction de sécrétion interne, connue seulement depuis les travaux de Brown-Sequard, Meyer et d'autres auteurs, son existence semble infiniment probable. Elle seule peut expliquer certains faits d'ordre pathologique. Mais nous ne savons sur elle que fort peu de chose ; son mécanisme nous est totalement inconnu. C'est dire qu'elle échappe entièrement à l'exploration clinique, qui doit, par conséquent, se limiter à la fonction de sécrétion externe.

Comme cette fonction se traduit par l'issue d'un liquide, l'urine, dont les éléments semblent puisés dans le sang, on exprime la façon plus ou moins normale dont se fait cette évacuation en disant que le rein est plus ou moins perméable.

La perméabilité rénale, c'est donc « l'état de la fonction de sécrétion externe du rein envisagé comme organe excréteur, c'est la valeur excrétrice du rein[1] ».

Depuis longtemps les médecins ont cherché à apprécier la perméabilité rénale.

Pour cela les premiers observateurs n'avaient à leur disposition que quelques notions cliniques : les hydropisies, l'hypertrophie du cœur, les symptômes urémiques ; les renseignements ainsi fournis étaient précieux sans doute, mais manifestement insuffisants.

On songea à étudier les variations soit de la quantité des divers corps constitutifs de l'urine, soit de sa densité. C'étaient là les deux méthodes de l'*analyse chimique* et de la *densimétrie*.

Deux objections surtout pouvaient leur être faites.

La première, c'est que la quantité des substances dissoutes dans l'urine et par conséquent le taux de la densité ne dépendent pas seulement de la perméabilité

[1] L. Bernard.

du rein à ces substances, mais encore de la quantité de dissolvant qui les entraîne. Une urine très abondante est souvent pauvre en substances dissoutes, par rapport au titre; plus riche que normalement si on l'envisage dans un cycle périodique (nyctémère). Comment apprécier, dans ces cas, la perméabilité rénale?

La seconde objection, peut-être encore plus importante, réside dans ce fait que la composition chimique de l'urine et sa densité ne dépendent pas seulement du fonctionnement du rein, elles dépendent encore de la composition du sang, qui, elle, peut varier sous une foule d'influences. Aussi faudrait-il comparer l'analyse chimique de l'urine à l'analyse chimique du sang, la densité de l'urine à la densité du sang, pour reconnaître ce qui, dans les variations de composition et de densité de l'urine, revient au rein et ce qui n'en dépend pas. Or, l'analyse chimique et la détermination de la densité du sang nécessitent une technique compliquée, à peu près impraticable au clinicien.

Force était donc de chercher ailleurs.

On savait depuis longtemps que l'élimination de certaines subtances par l'urine se trouve entravée lorsque les reins sont malades.

En 1820, Hahn remarqua, chez un goutteux, que l'essence de térébenthine ingérée ne communiquait pas à l'urine l'odeur de violette communément observée. Une constatation analogue fut faite en 1837 par Rayer, à propos des asperges, chez les néphrétiques, et confirmée par Corlieu en 1856 et de Beauvais en 1858.

Puis Todd, Cornil, Dic Duckworth, Roberts signalèrent successivement chez les brightiques des phénomènes d'intoxication, consécutifs à l'administration de doses modérées d'opium, de mercure ou d'autres médicaments actifs.

En 1877 Bouchard a le premier l'idée de suivre l'élimination urinaire en faisant ingérer 0 gr. 40 de fuchsine. En même temps son élève Chauvet montre que, chez les brightiques, l'élimination de certains médicaments tels que le sulfate de quinine, l'iodure de potassium, le salicylate de soude, est à la fois plus tardive, plus longue et moins complète que chez les sujets sains.

Dès lors, sur ce sujet, les travaux se succèdent. Ce sont les thèses de Bruneau (Paris, 1880), de Vincent, les recherches de Desprez sur l'élinimation de l'iodure, celles de Mlle Chopin sur l'acide salicylique. Puis les thèses de Gastinel (Lyon, 1888) de Bourdette, de Lafay (1893), de J. Noé reprennent successivement la question.

Mais toutes les méthodes employées présentaient des inconvénients. En général, les médicaments étaient absorbés par la voie stomacale. Il en résultait des causes d'erreur assez notables. D'autre part, en injections sous-cutanées, ils pouvaient ne pas être inoffensifs.

Aussi, en 1887, le professeur Bouchard avait-il eu l'idée d'étudier la perméabilité rénale au moyen d'une autre méthode : celle de la *Toxicité urinaire*.

Cette méthode repose sur le principe suivant : le rein devient-il imperméable, les substances excrémentielles et toxiques contenues dans l'urine devront être plus ou moins retenues dans l'organisme et il y aura simultanément diminution de la toxicité urinaire et augmentation de la toxicité du sérum sanguin.

Cette diminution de la toxicité urinaire sera mise en évidence et on appréciera son degré par l'injection, dans la veine marginale de l'oreille d'un lapin, d'un certain nombre de centimètres cubes d'urine.

Les résultats obtenus par M. Bouchard furent confirmés par les recherches entreprises l'année suivante par MM. Teissier et Roque sur la *Toxicité des urines albumineuses*.

Malheureusement des critiques nombreuses furent faites à cette méthode.

Les expériences de toxicité sont en effet susceptibles d'être influencées par la différence de concentration moléculaire existant entre l'urine et le sérum du lapin. En outre des phénomènes osmotiques qui peuvent ainsi se produire, il n'est pas prouvé qu'il ne faille pas faire jouer un rôle à l'action mécanique du liquide injecté, à l'augmentation du contenu du système vasculaire.

On a aussi critiqué la difficulté de la méthode, la fréquence des coagulations, des embolies, l'impossibilité de rendre fixes la vitesse et la pression de l'injection.

Enfin hypotoxicité urinaire n'est pas toujours synonyme de lésions rénales. L'hypotoxicité peut tenir soit à l'alimentation, au régime lacté tout particulièrement, soit à la diminution de la production des toxines dans l'organisme, sous l'influence de l'antisepsie intestinale.

Malgré tout, la valeur de la méthode est incontestable.

Mais elle est d'une application délicate, trop délicate peut-être, pour les besoins journaliers de la clinique et un procédé plus simple, plus à la portée de tous les praticiens, restait à trouver.

C'est la communication de MM. Achard et Castaigne, à la Société médicale des hôpitaux, en avril 1893, qui réalisa ce progrès. Revenant au principe de l'élimination suivie d'un corps chimique déterminé, ils eurent l'idée d'injecter aux malades, et sans danger pour eux, une substance capable de colorer leurs urines, le *bleu de méthylène*.

On attendait avec tant d'impatience la méthode que les résultats furent accueillis avec enthousiasme et que de tous côtés parurent des travaux sur le sujet. A Paris, thèse de Villefosse, Dériaud et Bourg. A Toulouse, thèse de Perez.

Dans un important mémoire (1898), MM. Chauffard et Cavasse, étudiant la perméabilité rénale chez les hépatiques, montrent que chez eux la forme de l'élimination n'est pas la même que chez les autres. Elle se fait par à coups, ne cesse pas d'être continue, mais présente une succession de maxima et de minima. En un mot, tandis que généralement l'élimination revêt une allure continue cyclique, elle se transforme chez les hépatiques en un type continu polycyclique.

La même année, MM. Guyon et Albarran examinant le passage du bleu, après cathétérisme des uretères, constatent qu'il passe plus rapidement à travers un rein sain qu'à travers un rein malade.

Dans une communication à la Société de médecine de Lyon, M. le professeur Lépine propose l'emploi d'une matière colorante rouge : la rosaniline trisulfonate de soude (*Lyon méd.*, 20 fév. 1898) et cette méthode est développée par Dreyfus (th. de Lyon, 1898).

Enfin l'élimination du bleu est encore étudiée en Italie, par G. Nesti *(La Settimena med.*, juillet 1898), en Allemagne par Frédéric Muller *Wiener klin. Wochens.*, juin 1899), en France par Prudhommeaux (th. Paris, 1899) Reynaud et Olmer *(Marseille méd.*, 1899) Vidal *(Soc. méd. des hôp.*, fév. 1900), et dans la très remarquable thèse de M. Léon Bernard, sur *les fonctions du rein dans les néphrites chroniques* (Paris, février 1900)

Citons enfin les importants travaux de MM. Bard et Bonnet *(Arch. gén. de médecine*, fév. 1898), de MM. Pugnat et Revilliod *(Arch. gén. de méd.*, juillet 1902 [1]) et la très intéressante thèse de M. Miorcec (Lyon, déc. 1902).

Nous y reviendrons plus loin.

En même temps d'autres méthodes se faisaient jour: celle de la glycosurie phloridzique, à la suite des travaux de Klemperer, Magnus Lévy et Achard. Elle a été magistralement exposée dans la thèse de Delamare (Paris, 1899).

Celle de la cryoscopie, étudiée particulièrement par Claude et Balthazard.

Enfin celle de la chlorurie alimentaire, due à MM. Claude et Mauté.

Nous exposerons brièvement, dans les chapitres suivants, l'historique et la technique de ces méthodes.

Cest en effet à ces quatre procédés : bleu de méthylène, glycosurie phloridzique, cryoscopie et chlorurie alimentaire, envisagés comparativement, que nous nous sommes arrêté, sur les conseils de notre maître, M. le professeur Teissier, pour étudier la perméabilité rénale dans quelques cas de néphrite.

Nous regrettons vivement que le temps trop mesuré dont nous disposions ne nous ait pas permis d'y joindre d'autres méthodes, intéressantes à coup sûr, comme celles de la toxicité urinaire, du salicylate de soude et de la rosaniline.

CHAPITRE II

LE BLEU DE MÉTHYLÈNE

Le bleu de méthylène ou chlorure de tétramétylthionine fait partie des pyoctanines. Il se présente sous l'aspect d'une poudre amorphe, d'un bleu foncé mat, sans odeur ni saveur, soluble dans la proportion de 5 centigrammes pour 3 centimètres cubes d'eau distillée (Combemale). Il contient souvent une petite quantité de chlorure de zinc.

Il est doué d'un certain pouvoir antiseptique et s'oppose au développement de la bactéridie charbonneuse et du gonocoque, mais seulement après un contact assez prolongé.

On l'a utilisé assez souvent en thérapeutique ; d'abord comme sédatif de la douleur. Il aurait une action assez marquée sur les douleurs rhumatismales (Ehrlich et Lippmann), sur celles de l'ataxie locomotrice (Lemoine, de Lille), sur les névralgies et névrites (Combemale).

Il a été très vanté, trop peut-être, dans le traitement de la fièvre intermittente, par Guttmann, Ehrlich, Moncorvo, Boinet ; cependant, Laveran estime qu'il peut rendre des services dans la fièvre intermittente simple, dans le cours de la grossesse, chez les sujets pour lesquels la quinine est une cause d'hémoglobinurie, et chez les enfants.

Enfin, Berthier l'a préconisé dans l'hypochlorhydrie.

Ce n'est pas un médicament absolument sans inconvénient. Pietrowski a signalé, sous son influence, des troubles gastriques ; Galliard, de la céphalalgie, des vertiges, du ténesme vésical, de l'albuminurie transitoire. Mais ces auteurs employaient des doses fortes : 20 à 60 centigrammes.

La dose usitée pour l'exploration de la perméabilité rénale est de 5 centigrammes et tout à fait inoffensive.

La technique à suivre est très simple. On fait stériliser à l'autoclave une solution à 1 pour 20 de bleu de méthylène, et, avec les précautions antiseptiques usuelles, on en injecte 1 centimètre cube en plein muscle, dans la fesse ou dans la cuisse de l'individu à étudier, après l'avoir fait uriner. On recueille ensuite ses urines dans des verres séparés, au bout d'une demi-heure d'abord, puis d'heure en heure, puis de trois heures en trois heures. Chez un sujet sain, le bleu apparaît dans l'urine très rapidement, au bout d'une demi-heure en général. L'élimination dure de trente-cinq à soixante heures, de forme continue cyclique.

Le bleu, et c'est le cas le plus fréquent, peut s'éliminer en nature. Mais on peut aussi le trouver dans l'urine sous la forme d'un dérivé incolore, nommé *chromogène* par MM. Achard et Castaigne. Ce dérivé provient d'une réduction du bleu dans l'organisme. C'est à l'état de chromogène que la matière colorante circule dans le sang et c'est seulement au niveau du rein qu'elle se retransforme en bleu par un phénomène d'oxydation.

Pour déceler le chromogène dans une urine, il suffit de la chauffer additionnée d'un peu d'acide acétique et le bleu se régénère.

Lorsque le rein est malade, le début de l'élimination est retardé : voilà le point le mieux établi actuellement. Elle est aussi généralement plus longue et de rythme irrégulier. Toutefois, les recherches de MM. Bard et Bonnet, et Léon Bernard ont montré que, dans la première période des néphrites épithéliales, l'élimination, loin d'être retardée, se faisait plus rapidement qu'à l'état normal.

En somme, il faut tenir compte du début de l'élimination, de sa nature (bleu ou chromogène), de sa durée et de son rythme. Quant au dosage du bleu éliminé, s'il est considéré par MM. Achard et Castaigne comme l'élément le plus important de l'épreuve, MM. Pugnat et Revilliod estiment au contraire qu'il est éminement variable, même dans les cas normaux, et dépourvu par conséquent de toute signification nette.

CHAPITRE III

LA GLYCOSURIE PHLORIDZIQUE

Découverte en 1835 par Stas et de Koninck, la phloridzine est considérée, au point de vue chimique, comme un glycoside de la phlorétine. On l'extrait surtout de la racine de pommier.

Elle eut à subir des applications fort diverses. Préconisée d'abord comme fébrifuge par ceux qui l'avaient fait connaître, puis, par van Cœtsem, Colson et Hanegraff, elle fut bientôt discréditée à juste titre. Mariska, Guislain, de Muynck, Burggrave, Léonhard, n'obtinrent jamais, par son emploi que des insuccès, et elle tomba dans l'oubli, abandonnée par ses anciens défenseurs eux-mêmes. Les médecins belges revinrent à la quinine pour le traitement de leurs paludéens, et la phloridzine disparut pendant près de cinquante ans de la littérature médicale.

En 1885, von Mering signala la singulière propriété qu'elle avait de déterminer la glycosurie.

A partir de ce moment, les physiologistes s'en emparent, cherchant à l'utiliser dans l'étude de la pathogénie du diabète et de la formation du sucre dans l'organisme. Paraissent alors les travaux de Hænisch, G. Sée et Gley, Quinquaud, Moritz et Prausnitz, Pavy,

Paderi, etc , expérimentant sur les divers animaux de laboratoire.

Ils arrivent à démontrer que la glycosurie produite par la phloridzine n'est pas due à une action de cette substance sur le pancréas, ni sur le foie, ni sur le système nerveux. C'est un phénomène rénal déterminé par une action directe de la phloridzine sur le rein, qu'une expérience de Kentz permet de saisir sur le fait. Après avoir ouvert la vessie d'un chien, il introduit dans l'orifice de chacun des deux uretères une fine canule de verre. Puis, il dénude l'une des artères rénale et, avec une seringue de Pravaz, y injecte une solution alcaline de phloridzine. En comparant les urines émises dans le même espace de temps par les uretères il reconnaît que le sucre apparaît d'abord et en plus grande quantité dans l'urine provenant du rein injecté.

La conclusion s'impose et la glycosurie nous apparaît bien comme le résultat d'une action locale de la phloridzine sur le rein.

Mais ici, nous nous trouvons en présence d'opinions divergentes. Les uns pensent, avec von Mering, Minkowski, Rosenfeld, Richter et la plupart des physiologistes allemands, que le sucre sécrété n'est autre que la glycose du sang et considèrent le rein comme un filtre qui, sous l'influence de la phloridzine, cesserait momentanément de retenir le sucre sanguin. C'est la théorie de l'*élimination.*

D'autres au contraire, Levenne, Paderi, admettent que le rein élabore du sucre avec des éléments empruntés au sang. C'est la théorie de l'*élaboration*, vers laquelle semble pencher M. Delamare.

En 1896, nouvelle évolution dans l'histoire de la phloridzine ; Klemperer, en la donnant par ingestion, à des malades atteints de néphrite chronique, note sept fois l'absence de glycosurie. Il en conclut que le rein malade possède la propriété de retenir le sucre ou qu'il perd celle de l'élaborer.

En 1889, MM. Achard et Delamare règlent cette nouvelle méthode d'appréciation de la perméabilité rénale et arrivent aux résultats suivants :

Sur les 152 sujets dont les observations sont rapportées dans la thèse de Delamare, 90 présentaient une glycosurie irrégulière, des irrégularités portant sur :

1° Le moment d'apparition du sucre dans l'urine ;

2° La durée de la glycosurie ;

3° Le chiffre du sucre éliminé ;

Ces trois facteurs étaient, le plus souvent, modifiés simultanément.

Dans quelques cas seulement, la variation ne portait que sur un ou deux d'entre eux.

Ces modifications leur parurent indiquer non pas toujours une lésion du rein, mais tout au moins un trouble fonctionnel de cet organe.

Quand à la technique suivie par eux et à laquelle nous nous sommes strictement conformé, ils l'ont résumée dans les lignes suivantes :

« C'est par injection sous-cutanée que nous introduisons la phloridzine dans l'organisme... la dose qui nous a paru le mieux convenir pour l'épreuve est celle de 5 milligrammes. La phloridzine étant très peu soluble dans l'eau distillée à froid, le liquide renferme ordinairement un précipité cristallin, mais il suffit de le chauffer doucement, au moment de l'injecter, pour que la dissolution soit complète... Au moment de l'injection, on fait uriner le malade pour vider sa vessie, puis on recueille l'urine, d'abord au bout d'une demi-heure, ensuite au bout d'une heure et enfin d'heure en heure. Il importe de s'assurer que l'urine émise avant l'épreuve ne contient pas de sucre... Le sucre est recherché dans chaque échantillon d'urine émise par la liqueur de Fehling. »

Chez un sujet sain, le sucre commence à être éliminé au bout d'une demi-heure ou d'une heure et disparaît au bout de trois ou quatre heures.

La quantité éliminée varie entre 1 et 3 grammes chez les malades présentant, soit des lésions rénales profondes, constatées à l'autopsie, soit des symptômes imposant le diagnostic d'altération rénale ou tout au moins de trouble fonctionnel du rein, M. Delamare a presque constamment trouvé du retard ou de la prolongation de la glycosurie, ou une diminution marquée de la quantité de sucre sécrétée, parfois même une anaglycosurie complète.

CHAPITRE IV

CRYOSCOPIE [1]

La cryoscopie est basée sur la loi de Raoult : « L'abaissement du point de congélation d'une solution est proportionnel au nombre de molécules dissoutes dans l'unité du volume d'eau, quelles que soient la grosseur et la nature de ces molécules. »

Ainsi le même nombre de molécules d'albumine ou d'urée en solution amènera le même abaissement du point de congélation. Soit Δ le point de congélation proportionnel au nombre de molécules en solution dans 1 centimètre cube ; nous pouvons admettre que Δ, exprimé en centièmes de degré, représente le nombre de molécules dissoutes.

Si le point de congélation d'une urine est — 1° 50, nous dirons à la suite de cette convention qu'elle renferme 150 molécules par centimètre cube.

C'est au professeur Koranyi (de Budapesth) que nous devons l'introduction de la cryoscopie en pathologie.

Les deux théories classiques de la sécrétion rénale de Ludwig et de Bowmann-Heidenhain admettent, la

[1] Nous nous sommes très largement aidé pour la rédaction de ce chapitre des très remarquables publications de MM. Claude et Balthazard.

première, que le sérum, sauf l'albumine, filtre au niveau du glomérule, et se concentre dans les canalicules urinifères, par résorption partielle de l'eau qu'il contient ; — la seconde, que les sels en solution s'échappent au niveau du glomérule, les autres substances de l'urine étant sécrétées par l'épithélium des tubes contournés.

Ludwig considère donc le rein comme un simple filtre, Heidenhain comme une véritable glande.

Koranyi a très heureusement concilié ces deux théories en empruntant à chacune d'elles ce qu'elle a de mieux démontré.

Les expériences de Ludwig et de Sobiéranski, les recherches de Hufner sur la longueur des canalicules urinifères chez les animaux, semblent bien prouver que l'épithélium canaliculaire est un appareil de résorption d'eau.

D'autre part, les expériences de Heidenhain faites avec l'indigo, l'acide urique, ont permis de localiser au niveau de l'épithélium l'excrétion de ces substances.

Retenant donc l'opération de Ludwig sur la *résorption de l'eau dans les canalicules*, Koranyi admet avec Heidenhain que l'*eau et le chlorure de sodium filtrent par les glomérules*, *tandis que l'issue de la partie restante de l'urine se fait au niveau de l'épithélium canaliculaire*.

Koranyi ne s'est pas borné à combiner les deux théories précédemment admises. Il y a ajouté la notion de l'*échange moléculaire*.

Cette théorie de l'échange moléculaire, point capital de l'hypothèse de Koranyi, consiste à admettre que, dans les canalicules, *pour chaque molécule venue du sang dans l'urine, une molécule de chlorure de sodium passe des canalicules dans le sang.*

Au niveau des tubes contournés, en effet, l'épithélium canaliculaire sépare le sang de la solution de chlorure de sodium qui a filtré par les glomérules. A travers cet épithélium, il est vraisemblable d'admettre qu'il se produit un double courant osmotique, les molécules de chlorure regagnant le sang, les molécules d'urée, acide urique, pigments, phosphates, sulfates, etc., contenues dans le sang, quittant celui-ci pour venir participer à la constitution de l'urine. Ce travail osmotique sera minimum si chaque molécule de chlorure vient remplacer dans le sang une des molécules qui passent du sang dans l'urine. Ces dernières sont dites *molécules élaborées.*

Le chlorure de sodium est en effet le seul corps qui, absorbé avec les aliments, soit rejeté ensuite par l'urine sans avoir été l'objet d'une élaboration spéciale dans l'économie. Les phosphates et les sulfates proviennent bien aussi pour une part de l'alimentation, mais la plus grande partie de ces sels résulte de l'activité nerveuse ou intestinale et doit être comptée comme substance élaborée; aussi négligerons-nous la première part, qu'il est d'ailleurs impossible d'apprécier directement.

Voici maintenant comment la cryoscopie va nous permettre d'explorer le mécanisme intime de la sécrétionrénale.

Diurèse moléculaire totale. — Nous avons convenu que Δ exprimé en centièmes de degré représente le nombre de molécules solides dissoutes dans 1 centimètre cube d'urine. Si V est le volume en centimètres cubes émis par un homme dans les vingt-quatre heures, le produit ΔV représentera le nombre de molécules excrétées au niveau des reins dans les vingt-quatre heures. Si P est le poids en kilogrammes de l'individu, $\frac{\Delta V}{P}$ représentera le nombre de molécules excrétées au niveau du rein dans les vingt-quatre heures par kilogramme de poids du corps. En d'autres termes $\frac{\Delta V}{P}$ représentera pour nous la diurèse moléculaire totale.

Diurèse moléculaire élaborée. — Pour avoir une idée exacte de la dépuration urinaire, il nous faudra déduire du nombre total des molécules le nombre de molécules de chlorure de sodium que renferme l'urine; nous aurons ainsi le nombre des molécules dites élaborées.

Si donc l'urine contient 1 pour 100 de chlorure de sodium, cela veut dire que le chlorure de sodium intervient dans l'abaissement du point de congélation de l'urine pour $p \times 0^{\circ} 61$, le point de congélation de la solution à 1 pour 100 de chlorure de sodium étant $- 0^{\circ} 61$ ($p =$ poids de NaCl pour 100).

Le nombre des molécules de chlorure de sodium par centimètre cube de l'urine sera donc $p \times 61$ et le nombre de molécules ne renfermant pas de chlore $\Delta - (p \times 61)$, valeur que nous désignerons par δ. Pour l'urine des vingt-quatre heures par kilogramme de poids du corps, le nombre de molécules dépourvues de chlore sera donc $\frac{\delta V}{P}$ qui représentera la diurèse des molécules élaborées.

Soit pour prendre un exemple de MM. Claude et Balthazard[1], un homme de 48 kilogrammes émettant dans les vingt-quatre heures 2 litres 700 d'une urine renfermant 0 gr. 592 de chlorure de sodium pour 100 et congelant à — 0° 78 ; cela veut dire que l'urine renferme $\Delta = 78$ molécules par centimètre cube, soit:
$\frac{\Delta V}{P} = 78 \times 2700 : 48 =$ **4380** par vingt-quatre heures et par kilogramme.

Le nombre des molécules de chlorure de sodium sera $0{,}592 \times 61$ par centimètre cube, et

$$\delta = 78 - 0{,}592 \times 61 = 42$$

représentera le nombre des molécules élaborées dans le même volume ; $\frac{\delta V}{P} = 42 \times 2700 : 48 = 2360$.

Taux des échanges moléculaires. — A ces deux formules $\frac{\Delta V}{P}$ et $\frac{\delta V}{P}$, il faut en joindre une troisième qui représente leur rapport soit $\frac{\Delta V}{P} : \frac{\delta V}{P}$ ou plus simplement $\Delta : \delta$; Ce rapport $\frac{\Delta}{\delta}$ exprime le quotient du nombre de molécules de chlorure de sodium qui ont filtré par les glomérules, par le nombre de molécules élaborées qui ont été excrétées et comme ces dernières se

[1] *Presse médicale*, 17 février 1900.

sont substituées, molécule par molécule, aux molécules de chlorure de sodium qui ont été résorbées, $\frac{\Delta}{\delta}$ mesure le taux des échanges moléculaires qui s'effectuent dans les canalicules urinaires.

La connaissance de ces trois valeurs $\frac{\Delta V}{P}$, $\frac{\delta V}{P}$ et $\frac{\Delta}{\delta}$ suffit pour apprécier le fonctionnement du glomérule et des épithéliums rénaux.

La diurèse moléculaire totale $\frac{\Delta V}{P}$, exprime en effet le nombre de molécules qui filtrent par les glomérules dans les vingt-quatre heures et par kilogramme du poids du corps. Elle nous renseigne donc sur *la filtration au niveau du glomérule.*

Elle oscille chez les individus normaux entre 3000 et 4000. Elle diminue naturellement dans les cas de néphrites, du moins quand celles-ci présentent des lésions glomérulaires.

$\frac{\Delta}{\delta}$ nous renseigne sur la *perméabilité de l'épithélium canaliculaire.* Plus δ, nombre de molécules élaborées contenues dans 1 centimètre cube d'urine, sera fort, plus le rapport $\frac{\Delta}{\delta}$ sera faible, et plus l'épithélium rénal sera perméable.

Donc, le rapport $\frac{\Delta}{\delta}$ devra s'élever dans les cas d'insuffisance rénale,

Mais les deux valeurs $\frac{\Delta V}{\delta}$ et $\frac{\Delta}{\delta}$ sont étroitement liées.

Voici comment :

Plus la vitesse du sang dans les vaisseaux du rein sera grande, plus grandira aussi $\frac{\Delta V}{P}$, qui varie évidemment dans le même sens que l'activité de la circulation rénale, dont elle est le résultat. D'autre part, on conçoit facilement que les échanges moléculaires entre les molécules de chlorure de sodium contenues dans les canalicules et les molécules élaborées du sang se feront moins bien, quand le liquide circulera rapidement, que lorsqu'il stagnera au niveau des épithéliums. Il y aura moins de molécules élaborées échangées, δ sera plus faible et $\frac{\Delta}{\delta}$ augmentera. Donc $\frac{\Delta}{\delta}$ augmente en même temps que la circulation rénale devient plus active.

Ainsi $\frac{\Delta V}{P}$ et $\frac{\Delta}{\delta}$ augmentent parallèlement. Ils diminueront de même en cas de stase.

Aussi faut-il considérer $\frac{\Delta}{\delta}$ non pas isolément, mais par rapport à $\frac{\Delta V}{P}$.

MM. Claude et Balthazard ont établi par plus de 200 examens des urines les plus diverses que chez le sujet sain :

Pour $\frac{\Delta V}{P}$ =	500,	$\frac{\Delta}{\delta}$ ne doit pas	dépasser	1,05
—	1000	—	—	1,10
—	1500	—	—	1,25
—	2000	—	—	1,40
—	2500	—	—	1,45

Pour $\frac{\Delta V}{P}$ = 3000	$\frac{\Delta}{\delta}$ ne doit pas	dépasser	1,55
— 3500	—	—	1,65
— 4000	—	—	1,70
— 4500	—	—	1,75
— 5000	—	—	1,80
— 5500	—	—	1,85
— 6000	—	—	1,90

Toutes les fois donc que $\frac{\Delta}{\delta}$ dépassera ces chiffres, il y aura obstacle à l'échange moléculaire et, par suite, imperméabilité relative des épithéliums tubulaires.

Enfin $\frac{\delta V}{P}$ nous renseigne sur la *dépuration urinaire*, puisqu'elle nous indique le nombre de molécules élaborées, passant par le rein, dans les vingt-quatre heures et par kilogramme du poids du corps. Au lieu d'osciller entre 2000 et 2500, comme chez les individus normaux, elle s'abaisse, en cas d'urémie, jusqu'à 1000, 500 et moins encore. C'est elle qui fixera en grande partie le pronostic de l'affection rénale. Son maintien au-dessous de 500, pendant plusieurs jours, comportera un pronostic à peu près fatal.

Faisons remarquer, en outre, que la cryoscopie ne nous renseigne pas seulement sur l'état du rein. Elle peut être aussi appliquée à l'étude des troubles circulatoires *chez les cardiaques*. L'hypertension liée, soit à l'artério-sclérose, soit à l'éréthisme ou à l'hypertrophie du cœur, se traduira par une élévation de $\frac{\Delta V}{P}$ qui pourra atteindre 5 ou 6000 et une augmentation paralèle de $\frac{\Delta}{\delta}$. Inversement, une faible valeur de $\frac{\Delta V}{P}$ accompagnée d'une très faible valeur de $\frac{\Delta}{\delta}$, traduisant l'intégrité du rein, permettra d'affirmer l'insuffisance myocardique.

Enfin, dans les cas complexes où la clinique nous montre des troubles fonctionnels relevant des altérations simultanées du cœur et des reins chez les cardio-rénaux, on peut dire que, en général, la diminution de $\frac{\Delta V}{P}$ exprime l'insuffisance cardiaque, tandis que l'accroissement relatif de $\frac{\Delta}{\delta}$ par rapport à $\frac{\Delta V}{P}$ (voir le tableau ci-dessus) signifie insuffisance des épithéliums rénaux.

Tels sont les services que peut rendre la cryoscopie. On lui a reproché « d'être soumise au sort d'une hypothèse physiologique » (L. Bernard). C'est possible, mais il n'en reste pas moins vrai que, en dehors de toute théorie physiologique, « ses formules permettent de juger de l'insuffisance rénale ou circulatoire, et qu'elles n'ont, jusqu'à présent, été démenties ni par l'observation clinique des malades, ni par l'examen nécropsique et histologique des organes, dans les cas où il a été possible » (Claude et Balthazard).

Technique cryoscopique. — 1° Recueillir l'urine des vingt-quatre heures, bien exactement, dans un même bocal. En mesurer le volume et en placer une certaine quantité dans une éprouvette cryoscopique un peu plus volumineuse que les tubes à essai ordinaires.

2° Placer cette éprouvette dans un appareil cryoscopique quelconque. Nous nous sommes servi de celui du Dr Chanoz, composé essentiellement d'un récipient de verre, ou *enceinte réfrigérante*, rempli de glace et de sel marin. Ce récipient est placé dans une caisse en sapin, l'*enceinte isolante*, et séparé d'elle par de la sciure de bois, corps mauvais conducteur de la chaleur. Dans l'enceinte réfrigérante plonge le *tube laboratoire*, en laiton, dans l'intérieur duquel se place l'éprouvette cryoscopique.

3° Introduire dans l'éprouvette cryoscopique qui contient l'urine à examiner un *thermomètre cryoscopique*, gradué en cinquantièmes de degré.

4° Agiter le mélange de glace et de sel au moyen d'un agitateur spécial, pour qu'il soit à une température très homogène. La réfrigération se fait lentement et le mercure s'abaisse dans le thermomètre.

5° Quand il est arrivé assez notablement au-dessous (1 demi-degré environ) de la température présumée de congélation (présumée par le volume, la couleur, la densité de l'urine et surtout les examens antérieurs), dans cette urine à l'état de surfusion, on projette un petit morceau de glace. La température de l'urine s'élève aussitôt rapidement, puis devient stationnaire, puis redescend. C'est le point culminant de l'ascension qui représente la température de congélation. Bien agiter l'urine avec le thermomètre pendant toute cette partie de l'opération.

On a ainsi Δ. Connaissant le volume des urines des

vingt-quatre heures, V, le poids du malade P, on a facilement $\frac{\Delta V}{P}$

Si, d'autre part, on a dosé les chlorures, p, par le procédé que nous indiquons plus bas, on peut, sachant que le point de congélation de la solution à 1 pour 100 de Na Cl est de — 0° 61, en déduire $\delta = \Delta - p \times 61$.

D'où l'on tire $\frac{\delta V}{P}$

Enfin, il est facile d'obtenir $\frac{\Delta}{\delta}$, puisque l'on connaît les valeurs de Δ et δ.

Dosage des chlorures.— Nous avons suivi la méthode de M. Causse.

a) Verser dans un ballon 10 centimètres cubes d'urine, ajouter 5 centimètres cubes de permanganate de potassium pour détruire les matières organiques, abandonner le tout pendant vingt-quatre heures.

b) Le lendemain détruire l'excès de permanganate en ajoutant quelques cristaux d'acide oxalique et en chauffant. Le liquide devient incolore.

c) Neutraliser l'acidité de la liqueur au moyen d'un excès de carbonate de chaux.

d) Filtrer, ajouter comme réactif indicateur quelques gouttes de chromate neutre de potassium et titrer les chlorures au moyen d'une solution décinormale de nitrate d'argent obtenue en dissolvant dans un litre d'eau distillée 17 grammes de nitrate d'argent. Cette dissolution est placée dans une burette de Mohr et on fait couler dans le verre à expérience jusqu'à ce que, après agitation vigoureuse, le liquide coloré en jaune par le chromate, prenne une coloration très faiblement rougeâtre.

e) Lire le nombre N de centimètres cubes de la solution de nitrate employée pour les 10 centimètres cubes d'urine, la richesse pour 100 en grammes de Na Cl est donnée par l'expression.

$$p = V \text{ cc}^3 \text{ employés} + 0{,}0585$$

CHAPITRE V

CHLORURIE ALIMENTAIRE

C'est à MM. Claude et Mauté (Soc. méd. des hôp., 2 mai 1903) que nous devons ce nouveau moyen d'exploration de la perméabilité rénale.

A l'état normal, les chlorures ingérés sont presque totalement absorbés par le tube digestif. La teneur en chlore des excréments est extrêmement faible (Moraczewski) et les dosages faits par Marischler, chez des malades atteints de néphrites et qui prenaient 6 grammes de chlorure de sodium en supplément, montrent qu'il n'y a eu que des quantités très minimes de Na Cl éliminées en plus par les selles durant l'épreuve.

Les chlorures absorbés sont éliminés par le rein. Si nous ajoutons à l'alimentation habituelle une certaine quantité de Na Cl, l'élimination chlorée urinaire augmentera dans les mêmes proportions et simultanément.

En est-il de même dans les cas où il existe des altérations rénales. Jusqu'à ces dernières années, la question avait été fort peu étudiée et les opinions émises étaient même contradictoires. C'est ainsi que pour Bartels, Frerichs, Fleischer, Rosenstein et Noorden, le rein malade est moins perméable au Na Cl. Bohne va même jusqu'à attribuer les accidents de coma urémique à la rétention des chlorures.

Hoffmann, au contraire, croit que le rein malade est normalement perméable au chlorure de sodium. Et Lépine et Aubert signalent même de l'hyperchlorurie du côté malade, dans le cas de lésions rénales unilatérales.

On semble actuellement porté à admettre que la lésion rénale diminue l'excrétion chlorée. Il existe à l'appui de cette opinion une observation de Bujniewicz qui, comme le disent fort bien MM. Claude et Mauté, a toute la valeur d'une expérience de laboratoire et que nous croyons devoir rapporter ici.

Observation de Bujnienvicz. — « Une femme de quarante-quatre ans, à la suite d'une contusion, eut une rupture du rein droit et de l'urtère. On enleva plusieurs fragments de l'organe et on laissa un fragment, après ligature de l'artère, pensant qu'il subirait une atrophie ultérieure. Mais, contre toute attente, quelque temps après, on observa l'existence d'une fistule rénale par laquelle on put recueillir jusqu'à 1 litre d'urine par vingt-quatre heures. D'autre part, le rein gauche déversait dans la vessie sa sécrétion qui était ainsi isolée. On pu ainsi comparer par l'examen cryoscopique l'urine de chaque rein. Or, d'un côté on trouva les caractères de la sécrétion urinaire normale, de l'autre les signes d'une insuffisance rénale très accentuée, avec abaissement notable du taux des chlorures. On était conduit à penser que le fragment du rein qui restait était suffisamment nourri par une artériole aberrante, mais que les épithéliums étaient très altérés. Or, quelques mois plus tard, la résection de ce fragment du rein ayant été jugée nécessaire, on put examiner ce moignon et l'on vit sur les coupes que les glomérules étaient sains, mais que les cellules des tubes contournés et des tubes droits étaient profondément altérées. Il semble donc que, dans ce cas, les cellules fussent devenues inaptes à l'échange moléculaire et que le Na Cl ait été résorbé par osmose sans sécrétion des cellules épithéliales. »

Les travaux de MM. Claude et Mauté sont venus confirmer cette opinion et prouver que dans les cas d'altérations rénales, la perméabilité aux chlorures se trouvait diminuée. Nous ne saurions mieux faire que de reproduire ici les principaux passages de l'article des *Archives générales de médecine* (août 1902) où ils exposent cette très intéressante méthode.

« Les sujets étaient soumis au régime lacté intégral (3 litres de lait par jour), puis pendant quatre jours au moins on ajoutait au régime lacté 10 grammes de Na Cl, dissous dans 125 grammes d'eau et absorbés en trois fois dans la journée ; les urines étaient examinées avant, pendant et après l'épreuve au point de vue chimique et au point de vue cryoscopique, ce qui nous a permis d'obtenir des courbes comparables entre elles.

Chez le sujet sain, l'augmentation du taux des chlorures commence et cesse brusquement, en même temps que le début et la fin de l'ingestion du Na Cl. Le taux des urines s'élève en général, mais l'augmentation est loin d'être proportionnelle au taux des chlorures qui sont augmentés aussi bien si l'on considère leur quantité quotidienne que leur degré de concentration dans les urines.

Quant à l'excrétion des éléments achlorés, elle est aussi un peu augmentée, et se maintient toujours plus élevée après la cessation de l'épreuve, grâce à l'action excito-sécrétoire que semble avoir sur le rein sain, le chlorure de sodium. Toutefois cette augmentation est loin d'être proportionnelle à celle des éléments chlorés.

Aussi sur les courbes de cryoscopie on voit que les tracés qui caractérisent l'un la diurèse moléculaire totale $\frac{\Delta V}{P}$ l'autre la diurèse des molécules achlorées ou molécules élaborées $\frac{\delta V}{P}$ varient en sens inverse et s'éloignent notablement l'un de l'autre.

Quant à la valeur $\frac{\Delta}{\delta}$ qui fixe le taux des échanges moléculaires, elle s'élève brusquement, figurant un schéma d'insuffisance rénale artificielle à un degré très accentué. Ce qui s'explique aisément puisque la proportion de Na Cl déversée au niveau des tubes rénaux est la cause d'un échange moléculaire insuffisant et réalisant la condition qui se rencontrent en cas d'altérations rénales.

Première variété. — Chez une première variété de malades, on observe absolument après l'ingestion du Na Cl les mêmes phénomènes que chez les gens sains. Même augmentation brusque de l'élimination chlorée, même diminution après la cessation du médicament, écart superposable entre les tracés de $\frac{\Delta V}{P}$ et $\frac{\delta V}{P}$, même schéma passager d'insuffisance rénale.

Deuxième variété. — Chez d'autres, les tracés de chlorures sont a peu près identiques à ceux que nous avons obtenus chez le sujet sain, au moins quant à la forme, c'est-à-dire que l'augmentation des éléments chlorés est proportionnelle à l'ingestion du chlorure de sodium, et commence et cesse avec elle. Cependant, le type d'insuffisance rénale artificielle que nous notions tout à l'heure n'existe plus ou est peu marqué. C'est, qu'en effet, le chlorure de sodium n'a pas eu seulement pour effet d'augmenter les éléments chlorés, il a aussi augmenté d'une façon proportionnelle les éléments achlorés et en particulier les éléments azotés (représentés sur les tracés par $\frac{\delta V}{P}$.) Cette augmentation des éléments achlorés persiste, du reste, pendant plusieurs jours après la cessation du Na Cl, comme si les épithéliums avaient été influencés d'une façon favorable par le sel.

Troisième variété. — Ici le chlorure ne commence à apparaître en excès que le lendemain ou le surlendemain de la première prise. Le maximum de l'élimination peut même être atteint seulement après la cessation de l'ingestion du sel. La chlorurie, au lieu de cesser brusquement avec la cessation de médicament, continue encore les jours suivants, de sorte que, sur les tracés, la chute, au lieu de se faire brusquement, ne se fait que progressivement, en un, deux, trois ou quatre jours. L'excrétion des substances achlorées est ici, comme chez nos malades de la deuxième variété, augmentée par l'ingestion du Na Cl, mais cela est beaucoup moins sensible et paraît du surtout à l'augmentation parallèle de la diurèse aqueuse, qui persiste encore après que l'on a cessé l'injection de chlorure.

Quatrième variété. — Enfin, nous arrivons à la quatrième catégorie, qui concerne des néphrites arrivées à une époque très avancée de leur évolution, mais observées en l'absence de toute poussée subaiguë et de phénomènes d'urémie confirmée. Dans ces cas :

1° L'ingestion de Na Cl n'est pas suivie d'une augmentation des chlorures de l'urine ;

2° La diurèse aqueuse reste stationnaire ou est légèrement augmentée et se maintient telle pendant plusieurs jours après la cessation du Na Cl;

3° L'excrétion des éléments achlorés $\frac{\delta V}{P}$ est augmentée ;

4° Le type d'insuffisance rénale qui existe à l'examen cryoscopique, en dehors diminue de la chlorurie, de l'épreuve et peut même cesser pendant cette épreuve.

Entre ces quatre variétés, qui représentent des types bien tranchés, il y a place, évidemment, pour des cas intermédiaires.

Considérations pronostiques et thérapeutiques. — *Première variété.* — Les malades paraissent supporter facilement leurs lésions, le régime lacté n'est pas nécessaire, s'en tenir à l'alimentation ordinaire.

Deuxième variété. — Les malades ont besoin d'être suivis de plus près. Sans être condamnés au régime lacté absolu qui, dans certains cas ne leur est même d'aucune utilité, ils ont cependant besoin d'une hygiène sévère. L'alimentation ne devra leur être donnée que par périodes alternant avec le régime lacté exclusif. On ne devra pas les alimenter sans les surveiller de près, et, pour cette surveillance, la cryoscopie qui permet de suivre, jour par jour, le taux de l'élimination, sera d'un précieux secours.

Troisième variété. — Le pronostic devient plus sombre. Le régime lacté absolu est de rigueur. Il suffit d'un petit écart de régime pour déterminer de l'intolérance.

Quatrième variété. — Pronostic toujours fatal, à bref délai, malgré le régime lacté et toutes les précautions possibles (Claude et Mauté, *Archives générales de médecine*, août 1902).

CHAPITRE VI

ÉTUDE COMPARATIVE DES DIVERSES MÉTHODES TRAVAUX ANTÉRIEURS

Les diverses méthodes d'exploration de la perméabilité rénale ne donnent pas toujours des résultats identiques. Il était donc intéressant de les comparer, de les essayer simultanément sur un même malade et de voir ainsi s'il ne serait pas possible de déterminer les conditions sous l'influence desquelles s'effectuent les variations de chacune d'elles.

Jusqu'ici, les travaux ont été assez peu nombreux sur ce sujet. Nous essaierons dans ce chapitre de résumer les principaux.

Le premier en date est le mémoire de MM. Bard et Bonnet (*Arch. gén. de méd.*, février, avril 1898). Les auteurs y étudient comparativement l'élimination du bleu de méthylène et de l'iodure de potassium, dans vingt-cinq observations de néphrites de toute nature. Ils arrivent aux résultats suivants :

Dans les néphrites interstitielles, l'élimination du bleu est retardée, irrégulière et prolongée. Celle de l'iodure est prolongée, la quantité éliminée, diminuée, mais la régularité est plus grande.

Dans les néphrites épithéliales, la perméabilité est au contraire augmentée.

Dans les néphrites interstitielles consécutives aux néphrites épithéliales, il existe une dissociation de la perméabilité, accrue pour le bleu, diminuée pour l'iodure.

Dans les autres lésions rénales, la perméabilité ne paraît pas modifiée,

Et ils concluent, dans les néphrites épithéliales à une dyscrasie par déperdition due à l'excès de perméabilité, dans les néphrites interstitielles à un défaut d'élimination.

De plus, l'irrégularité de l'élimination du bleu leur paraît due à des actions nerveuses, à des influences réflexes, et en rapport avec ce fait, évident *a priori*, que l'action glandulaire propre du rein est sous la dépendance du système nerveux.

Plus régulière, l'élimination de l'iodure serait beaucoup moins influencée que celle du bleu par le système nerveux, plus indépendante par conséquent de l'action glandulaire propre du rein.

En 1900 paraît la thèse de M. Bernard sur les fonctions des reins dans les néphrites chroniques. Il y étudie l'excrétion urinaire au moyen de trois méthodes : Analyse physiologique (toxicité) du sérum sanguin et de l'urine. Analyse chimique du sérum et de l'urine. Bleu de méthylène.

Il est amené aux conclusions suivantes :

« La plupart du temps, ces divers modes de recherche de la perméabilité rénale fournissent des résultats concordants. Il n'y a de différences profondes entre eux que dans des cas exceptionnels. Seules, des différences assez peu importantes de degré les séparent assez souvent. Donc, dans la pratique, on pourra explorer la perméabilité rénale à l'aide d'un seul de ces procédés. La recherche de la toxicité du sérum et l'analyse chimique des urines relèvent de conditions trop complexes, indépendantes de la fonction rénale. La toxicité urinaire et le bleu de méthylène donneront des renseignements plus sûrs. Mais, chacun de ces procédés échappant par quelque côté à une interprétation certaine et complète, il vaudra toujours mieux dans les cas douteux, les contrôler les uns par les autres. »

Nous en arrivons maintenant au mémoire de MM. Pugnat et Revilliod (*Arch. gén. de méd.*, juillet 1902). Ils emploient comparativement cinq méthodes : le bleu de méthylène, la rosaniline, la glycosurie phloridzique, l'iodure de potassium et le salicylate de soude.

Pour le bleu de méthylène, ils confirment absolument les conclusions d'Achard et Castaigne.

Pour la rosaniline, méthode très analogue, ils concluent « que le moment d'apparition est le même, seule la durée de l'élimination diffère, le rouge s'éliminant en vingt-quatre heures, tandis que le bleu exige de trente-cinq à soixante-douze heures. »

En outre la rosaniline présente l'avantage de ne pas donner naissance à du chromogène et d'être d'un dosage plus facile, ces deux substances s'éliminant de la même façon, par l'épithélium des tubuli « Leur élimination, tout en étant soumise aux cas de l'osmose, dépend donc, dans une certaine mesure, de l'activité sécrétoire des cellules épithéliales, elles-mêmes commandées par le système nerveux ».

Il n'en est pas de même de l'iodure de potassium (injection de 4 centigrammes) et du salicylate de soude (1 centimètre cube d'une solution à 30 pour 100) qui, eux, n'ont qu'à traverser les glomérules pour être éliminés par simple filtration. Cette élimination est hâtive, massive au début, décroissant progressivement et sans oscillations marquées.

Quant à la phloridzine, elle mérite d'être rangée dans une troisième catégorie.

Tandis qu'en effet, dans les quatre méthodes précédentes, l'élimination est à peu près soumise aux lois suivantes : Retard, prolongation et diminution de l'élimination dans les néphrites interstitielles — rapidité et brièveté au contraire, comme à l'état normal, plus même quelquefois, dans les néphrites parenchymateuses, — la phloridzine, elle, a toujours donné dans les cas de néphrites, quelle qu'en soit la nature, observés par MM. Pugnat et Revillod, soit de l'hypoglycosurie, soit même de l'anaglycosurie complète.

Elle indique non l'imperméabilité, mais une insuffisance des phénomènes sécrétoires.

En résumé, ces auteurs estiment que « toute recherche sérieuse de l'état de la perméabilité rénale comporte la mise en œuvre de trois procédés au moins :

1° Du procédé du rouge ou du bleu pour déceler l'état du filtre épithélial.

2° Du procédé de l'iodure ou du salicylate pour déterminer l'état du filtre glomérulaire.

3° Du procédé de la phloridzine pour connaître l'activité glandulaire des épithéliums rénaux. »

Dans deux articles des *Archives générales de mé-*

decine, avril 1902, MM. Claude et Mauté publient treize observations de néphrites, sur lesquelles dix ont été examinées à la fois par le bleu de méthylène, la cryoscopie et la chlorurie. On est immédiatement frappé par les discordances des résultats.

Dans des cas de bonne chlorurie, on trouve de l'insuffisance cryoscopique marquée (obs. II, IV) et du retard très net de l'élimination du bleu (obs. I, II, IV). De même, dans les chloruries à pronostic sombre, on note des éliminations de bleu à peu près normales (obs. VI, VIII).

Enfin, dans sa thèse[1] parue au mois de décembre dernier sous l'inspiration de notre maître, M. le professeur Teissier, M. Miorcec entreprend l'étude comparative des principaux moyens d'exploration de la perméabilité rénale.

Sur les neuf observations qu'elle contient, six ont pour sujet des néphrites. Dans trois d'entre elles (obs. I, II, VII), les résultats fournis par le bleu, la phloridzine, la cryoscopie et la chlorurie concordent à peu près. Dans l'observation VI (néphrite aiguë), il y a chlorurie normale et insuffisance pour les trois autres méthodes. Dans l'observation VIII (néphrite gravidique), glycosurie, cryoscopie, chlorurie bonnes, mais bleu très retardé. Enfin, dans l'observation IX (néphrite sénile), il y a cryoscopie normale et insuffisance pour le reste.

M. Miorcec a fait également sur ses malades l'épreuve de la toxicité urinaire, qui lui a semblé, dans la majorité des cas, marcher de pair avec la chlorurie.

[1] Th. de Lyon, décembre 1902,

En résumé, les résultats fournis par les différentes méthodes concordent assez souvent, mais pas toujours. Aussi paraît-il nécessaire à M. Miorcec de contrôler les procédés les uns par les autres, quand on veut se rendre un compte exact de la perméabilité rénale d'un malade.

Il lui semble qu'on peut limiter la recherche à trois procédés d'exploration :

a) La cryoscopie, qui permet d'apprécier le taux de la filtration glomérulaire $\left(\frac{\Delta V}{P}\right)$, le fonctionnement de l'épithélium tubulaire dans ses actes d'élaboration $\left(\frac{\Delta}{\delta}\right)$ et, d'une façon générale, mais approximative, le degré de la toxicité urinaire $\frac{\delta V}{P}$.

b) Le bleu de méthylène, qui donne une idée de la filtration au niveau des épithéliums.

c) La glycosurie phloridzique, qui pénètre plus avant le mécanisme de la fonction rénale et nous renseigne à la fois sur l'état de la fonction endosécrétoire du rein et sur la résistance de l'organisme.

Telles sont les conclusions qui terminent cette très intéressante thèse, dont celle-ci n'est que la continuation, et qui ont été entièrement confirmées, on le verra plus loin, par nos propres observations.

CHAPITRE VII

OBSERVATIONS

N.-B. — I. Dans les courbes cryoscopiques qui accompagnent nos observations, le trait plein représente les variations de la diurèse moléculaire totale, dont les valeurs sont indiquées dans la première colonne de gauche, qui porte la suscription $\frac{\Delta V}{P}$; la ligne pointillée représente les variations de la diurèse moléculaire élaborée, dont les valeurs se trouvent marquées dans la seconde colonne $\frac{\delta V}{P}$; le double trait indique les variations du rapport $\frac{\Delta}{\delta}$, dont les valeurs se trouvent dans la troisième colonne.

Le gros trait plein terminé par deux barres indique les jours où le chlorure de sodium a été ingéré.

Enfin, au bas du tracé cryoscopique, se trouvent les chiffres qui, pour chaque jour d'observation, correspondent respectivement au volume d'urine émis, au point de congélation (Δ) et à la quantité de chlorure de sodium contenue dans l'urine par litre (Na Cl).

II. Nous aurions voulu, sur les conseils de notre maître, M. le professeur agrégé Paul Courmont, compléter la courbe cryoscopique par une courbe d'alimentation, correspondant aux quantités de liquide ingérées chaque jour. Il ne nous a malheureusement pas été possible de suivre nos malades, à ce sujet, avec assez de sûreté et d'exactitude. Il convient, pour parer à cette cause d'erreur, d'envisager la courbe cryoscopique dans son ensemble, et non à un jour déterminé.

OSERVATION I

Albuminurie. Galop. Dilatation du cœur droit. Bronchite emphysème.

Web. B.., cinquante et un ans, teinturier, entre à la salle Saint-Augustin, lit n° 40, le 12 octobre 1902.

Pas d'antécédents héréditaires.

Bonne santé habituelle; marié, sa femme et ses enfants se portent bien s'enrhume souvent l'hiver et tousse, surtout depuis deux ans.

Alité depuis plusieurs jours, il entre parce qu'il est très oppressé et a perdu ses forces. Dit avoir maigri depuis deux ans malgré la conservation complète de l'appétit.

A l'examen. — Thorax globuleux, symétrique Vibrations normales, sauf au sommet gauche où elles sont diminuées.

Râles piaulants et sibilants dans toute l'étendue des poumons.

Respiration soufflante aux deux sommets. Mêmes signes en avant. Expectoration abondante muco-purulente.

Au cœur. — Tachycardie, palpitations. Bruit de galop.

Pouls : 110.

Rien à l'abdomen.

Aux reins : Pollakyurie. Albumine. Disque d'urates. Pas de petits signes de brightisme.

Examen microscopique des urines fait par M. le Dr Cade : quelques cylindres, très étroits, clairs, avec rares noyaux inclus. Pas de cylindres granuleux.

L'examen de préparations sèches, fixées à l'alcool-éther et

colorées à l'hématéine éosine démontre la présence d'assez nombreux cylindres étroits, colorés en rose, contenant quelques rares cellules uni-ou multi-nucléées.

Pas de cylindres épithéliaux. En somme, douze polynucléaires pour quatre-vingt-huit cellules mononucléées.

Les cylindres sont très peu granuleux.

20 octobre. — Dyspnée intense. Palpitations violentes.

Le régime lacté apaise ces phénomènes et amène une amélioration.

3 novembre. — Quelques crachats hémoptoïques.

12 novembre. — Etat satisfaisant. On cesse le régime lacté.

10 décembre.— Dyspnée, palpitations. Amélioré par la caféine.

18 décembre. — On cesse la caféine. La dyspnée recommence. On redonne la caféine (0 gr. 50), plus 0 gr. 30 de poudre de feuilles de digitale.

2 janvier, — L'oppression augmente. Assez fort œdème des membres inférieurs. Digitaline 0 gr. 001.

12 janvier.— Oppression, œdème, digitaline, théobromine, pas d'action. Albumine 15 grammes par litre.

25 janvier. — Depuis le 22, l'état du malade a empiré. Les urines, dont on ne peut avoir la totalité ne sont plus examinées. On lui fait de très nombreuses injections de caféine.

Gros râles dans les poumons ; mais pas d'œdème, ni d'épanchement. Dyspnée intense. Pouls petit et rapide. Crachats sanglants depuis le 23.

Mort le 26 janvier 1903.

Autopsie le 28 janvier. — A l'ouverture du thorax, épanchement assez abondant : 1 litre environ de chaque coté :

Poumons : P. D. = 650 grammes.

P. G. = 690 —

Libres d'adhérences. Ne présentent aux sommets ni tubercules, ni cicatrices.

Poumon droit : rien de particulier.

Poumon gauche : Pneumonie de tout le lobe inférieur, ce qui explique les crachats sanglants et adhérents des derniers jours. Parenchyme légèrement granuleux.

Cœur : 470 grammes. Un peu d'hydropéricarde.

Cœur très hypertrophié. L'hypertrophie porte presque uniquement sur la ventricule gauche dont les parois ont doublé d'épaisseur. A l'examen macroscopique, il ne semble pas y avoir de lésions scléreuses du myocarde.

Ventricule droit légèrement dilaté.

Pas de lésions orificielles.

A la naissance de l'aorte au delà des sigmoïdes, quelques plaques athéromateuses formant un boursouflement circulaire. L'aorte saine dans le reste de son étendue.

Foie : congestionné. Poids 1430 grammes. A la coupe, présente un peu l'aspect du foie muscade. Pas de cirrhose.

Rate : 110 grammes. Rien de particulier.

Reins : chacun pèse 210 grammes. Augmentés de volume. De coloration blanc jaunâtre, se décortiquent facilement. Pas d'épaississement marqué de la capsule. On note quelques kystes superficiels et un aspect granuleux de toute leur surface.

A la coupe. — La substance corticale, bigarrée, est plutôt augmentée de volume. La substance médullaire a son volume normal.

En somme, ils offrent l'aspect d'une néphrite mixte : éléments épithéliaux très atteints avec un certain degré d'inflammation interstitielle.

Résultats fournis par l'examen microscopique (fait par M. le professeur agrégé Paviot).

Rein. — Les lésions rénales sont très minimes. Sur les coupes qui comportent des tubes droits vus en long, on constate la dilatation des capillaires du rein cardiaque. Toujours au niveau des tubes droits, les artères que l'on peut observer sont bien entourées d'un anneau fibreux qui ne s'étend pas très loin. Le tissu interstitiel d'autre part n'offre que des épaississements localisés et dans la substance labyrinthique forme quelques étoiles fibreuses où les tubes contournés sont en collapsus et les glomérules rencontrés à l'état fibro-hyalin. Mais ces étoiles fibreuses sont de faible étendue, elles ne partent pas de la capsule, elles ne se rejoignent pas entre elles, elles paraissent anciennes, sans cellules embryonnaires. Enfin, la capsule elle-même vue en place n'offre pas d'épaississement notable.

On doit ajouter que çà et là une capsule de Bowmann offre nn peu d'épaississement hyalin, mais cette lésion interstitielle est très légère.

Quant aux épithéliums des tubes, ils sont dans un parfait état de conservation, pour une autopsie faite après les vingt-quatre heures. Ils n'ont même pas de tuméfaction trouble. Ils ne sont pas dilatés, leur lumière est le plus souvent normale, sans boules, ni débris hyalins.

Cœur. — L'organe incontestablement le plus malade. Le myocarde offre des lésions typiques de myocardite interstitielle chronique avec artérite. Non seulement les espaces interstitiels du muscle sont partout épaissis, devenus hyalins, colorés, en rose pâle, et ne sont plus fibrillaires, mais on voit de plus autour de toutes les artérioles une épaisse étoile conjonctive, qui pénètre le muscle voisin. On voit, loin de tout vaisseau, des traînées de tissu conjonctif interrompant et morcelant brusquement des faisceaux de muscle. Enfin, les artères présentent toutes des lésions d'endartérite marquées, qui vont souvent jusqu'à l'oblitération totale du vaisseau.

Résultats fournis par l'étude de ses urines.

Au mois de novembre, lors des examens faits par le Dr Miorcec, ce malade présentait :

Un volume d'urine un peu augmenté 2 litres environ ;

Une élimination de bleu de méthylène normale ;

Une glycosurie phloridzique normale ;

Une chlorurie alimentaire normale ;

Un schéma cryoscopique d'insuffisance rénale.

Nous commençons à le suivre à partir du 16 décembre 1902, et nous notons. comparativement au mois précédent.

Une diminution du volume de l'urine, qui a pris une coloration hématique.

Un abaissement parallèle de $\frac{\Delta V}{P}$ et $\frac{\delta V}{P}$, avec $\left(\frac{\Delta}{\delta}\right)$ un peu trop élevé ce qui indique une diminution de l'activité circulatoire, un type d'insuffisance cardiaque, avec en même temps un peu d'insuffisance épithéliale.

Pendant tout le mois que nous l'examinons, le malade conserve d'une façon générale ce type d'insuffisance rénale associée à un ralentissement de l'activité circulatoire.

La cryoscopie nous permet aussi de juger des effets de la thérapeutique suivie.

La caféine ne semble pas avoir eu d'influence, ni sur la diurèse aqueuse, ni sur l'élimination moléculaire.

La digitale est également demeurée sans effet.

La digitaline, administrée le 28 (1 milligr.) provoque les jours suivants une abondante diurèse aqueuse (2650, 1900, etc., au lieu de 1000 à 1100 comme d'ordinaire), une augmentation très nette de la diurèse moléculaire totale; mais la diurèse moléculaire élaborée varie moins. On note également une insuffisance rénale très accusée le 31 $\left(\frac{\Delta}{\delta} = 2,30\right)$. Il faut l'attribuer à l'élimination des chlorures qui passent de 3,4 à 11,7, etc. Débâcle se produisant à la suite de l'ingestion des 10 grammes de NaCl pendant trois jours consécutifs (22, 23, 24 décembre) lors de l'épreuve de la chlorurie alimentaire. Retenus dans l'organisme en état d'asystolie, ces chlorures ont été éliminés sous l'influence de la médication digitalique.

L'épreuve du bleu de méthylène et de la glycosurie phloridzique n'a pu être pratiquée de nouveau, le malade s'y étant obstinément refusé.

Quant à la chlorurie alimentaire, elle a fourni les résultats suivants :

Pas d'augmentation dans l'élimination des chlorures;

Pas de variation de la diurèse aqueuse ;

Très légère augmentation de $\frac{\Delta V}{P}$ et $\frac{\delta V}{P}$.

Le type d'insuffisance rénale expérimentale n'apparaît à aucun moment de l'épreuve.

Il semble donc qu'on puisse ranger le sujet dans la quatrième catégorie de Claude et Mauté, *cas à pronostic sombre.*

OBSERVATION I

LÉGENDE EXPLICATIVE

——— $= \frac{\Delta V}{P}$ ...... $= \frac{\delta V}{P}$ ═══ $= \frac{\Delta}{\delta}$

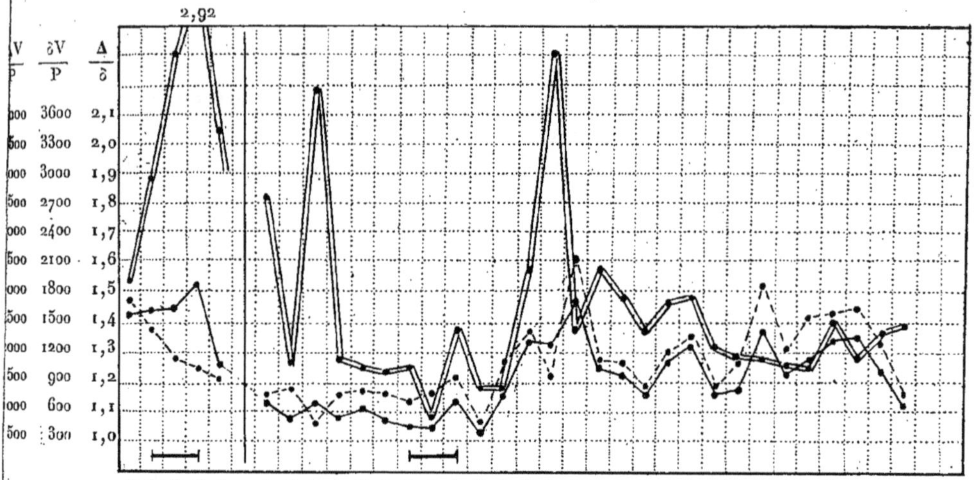

$\frac{\Delta V}{P}$	$\frac{\delta V}{P}$	$\frac{\Delta}{\delta}$
[illegible]00	3600	2,1
[illegible]500	3300	2,0
[illegible]000	3000	1,9
[illegible]500	2700	1,8
[illegible]000	2400	1,7
[illegible]500	2100	1,6
[illegible]000	1800	1,5
[illegible]500	1500	1,4
[illegible]000	1200	1,3
[illegible]500	900	1,2
[illegible]000	600	1,1
[illegible]500	300	1,0

2,92

Dates	Volume	Δ	NaCl
Novembre			
15	1800	94	5,40
16	2200	80	6,20
17	2400	74	7,02
18	2600	76	8,20
19	1700	72	5,50
Décembre			
16	1000	88	5,8
17	800	95	3,4
18	1200	73	6,0
19	900	86	3,6
20	1100	72	2,6
21	1450	52	1,7
22	1300	54	1,9
23	900	75	0,9
24	1100	90	4,0
25	350	114	3,0
27	950	115	2,9
29	2650	70	4,2
31	1900	96	8,9
Janvier			
2	1100	194	6,4
5	1100	121	7,1
6	1100	105	5,6
7	700	118	5,5
8	1100	115	6,0
9	1100	134	7,2
10	500	156	6,1
11	500	186	6,6
12	1000	188	6,6
13	700	180	5,5
14	1200	128	4,2
15	1400	126	6,0
16	1200	140	4,9
17	900	144	5,9
20	500	160	7,4
22	500	153	4,1

Poids du malade = 65 kil.

Suppression de la caféine.
On redonne 1 gramme de caféine, plus 0 gr. 30 de poudre de feuilles de digitale.
Digitale.
Digitale.
Digitale.
Purgation : eau-de-vie allemande.
1 gr. de caféine.
Digitaline 0 gr. 001.
Oppression, œdème. Digitaline 0 gr. 001. Amélioration.
Oppression, œdème. Muguet. Râles de congestion aux deux bases. Caféine 0 gr. 75.
Très oppressé. Digitaline 0 gr. 001.
Théobromine 0 gr. 50.
Purgation : eau-de-vie allemande.
Albumine : 15 grammes par litre.

OBSERVATION II[1]

Néphrite gravidique.

Sen. M..., vingt-trois ans, femme de chambre, entrée le 31 octobre 1902 (salle B. Teissier, lit n° 7).

Il y a un an, adénite bacillaire opérée.

Accouchement il y a un mois. Pendant sa grossesse (au premier mois) la malade a été opérée de salpingite par colpotomie. Elle présente, en outre à ce moment, de l'albumine et des vomissements. On diagnostique néphrite aiguë.

Au quatrième mois, l'albumine disparaît, mais reparaît au septième mois, pendant quinze jours. L'accouchement eut lieu à terme.

Actuellement, faiblesse générale, oppression, palpitations. Douleurs rhumatoïdes.

Au cœur : Pointe dans le quatrième espace. Souffle inorganique post-systolique, nettement surajouté au premier bruit. Pas de souffle jugulaire, ni oculaire.

Pouls régulier, sans hypertension.

Rien aux poumons.

Douleurs dans les deux fosses iliaques.

Pertes blanches.

Oligurie Traces d'albumine.

10 novembre. — Au cœur, léger dédoublement méso-cardiaque du deuxième bruit, sans souffle.

Aux poumons, point de côté. Au sommet gauche, rien d'anormal ; au sommet droit les vibrations sont un peu exagérées, l'inspiration est obscure en arrière et surtout en avant Expiration rude, presque soufflante, dans la fosse sus-épineuse droite. Expectoration muco-purulente.

[1] Cette observation, ainsi que la précédente, figure dans la thèse de M. Miorcec.

Albumine douteuse. L'examen microscopique de l'urine, fait par M. le Dr Cade, ne révèle pas la présence de cylindres, mais quelques cellules pavimenteuses.

11 novembre. — Urines 800. Pas d'albumine. Pas de sucre, Urée : 27 grammes par litre.

13 novembre. — Urines 500. Urée 15 grammes.

15 novembre. — Apocynum XV gouttes. Diarrhée. Urines : 600 grammes.

13. novembre. — Plus d'albumine, mais la perméabilité rénale semble diminuée. C'est ce que semble prouver du moins la cryoscopie, qui montre une diminution notable de la diurèse moléculaire élaborée.

Serait-il possible d'attribuer au reliquat de la néphrite gravidique antérieure l'absence de diurèse apocynique et, d'autre part, l'apparition de diarrhée, traduisant peut-être une action d'élimination vicariante de l'intestin?

2 mars. — Au sommet droit, vibrations exagérées, expiration un peu rude et soufflante dans la fosse sus-épineuse.

Sous la clavicule droite, expansion vésiculaire diminuée avec expansion plus accusée qu'à gauche.

Résultats fournis par l'étude des urines.

Au mois de novembre, lors des examens faits par le Dr Miorcec, cette malade présentait :

Une assez *faible quantité d'urine* 600 à 700 grammes en moyenne.

Une *glycosurie phloridzique normale*. En effet, le 21 novembre après injection de 5 milligrammes de phloridzine à 11 h. 1/2. du matin, on notait :

A midi, pas de sucre;

A 1 heure, abondant précipité rouge;

A 2 h. 1/2, précipité très net;

A 4 heures, léger précipité. De même à 6 heures;

Dosage du sucre : 3 grammes.

Un retard de l'élimination du bleu de méthylène. — En effet, le 20 novembre, la malade ingère un cachet de 10 centigrammes de bleu de méthylène à 9 h. 1/2 du matin.

A 10 heures, rien. A 11 heures, très faible quantité de chromogène.

A midi 1/2, chromogène assez net.

A 2 heures, le bleu apparaît en nature. La coloration se fonce de plus en plus jusqu'à 3 heures du soir, persiste avec une forte intensité toute la nuit, et le lendemain jusqu'au soir. Elle diminue alors et reprend quelques heures après la coloration vert foncé.

Le 22, coloration assez intense toute la journée.

L'élimination cesse le 23 à 11 heures du matin. Donc, durée soixante-treize heures, à forme continue polycyclique.

Une *cryoscopie à peu près normale.*

Un léger retard dans l'élimination des chlorures, après l'ingestion expérimentale de 10 grammes de Na Cl.

En décembre et janvier nos examens nous ont donné les résultats suivants :

Cryoscopie. — Insuffisance rénale, très peu marquée, mais continue. Eliminations constamment diminuées, au-dessous de la moyenne, ce qui tient probablement à l'oligurie persistante que présente le malade.

Chlorure alimentaire. — Pendant trois jours. à partir du 21 décembre, on donne 10 grammes de Na Cl à la malade. Rien n'est changé au régime ordinaire.

On note une augmentation de l'élimination chlorée, commençant brusquement avec le début de l'ingestion de Na Cl et cessant progressivement.

Le taux des urines varie peu.

La diurèse moléculaire totale augmente, passe de 1301 à 2469, 2482, pour retomber à la fin de l'épreuve à 1486, etc,

La diurèse moléculaire élaborée n'est guère modifiée.

Enfin, le rapport $\frac{\Delta}{\delta}$ s'élève brusquement au début de l'épreuve diminue de même à la fin, donnant ainsi un schéma d'insuffisance rénale fonctionnelle accentuée.

OBSERVATION II

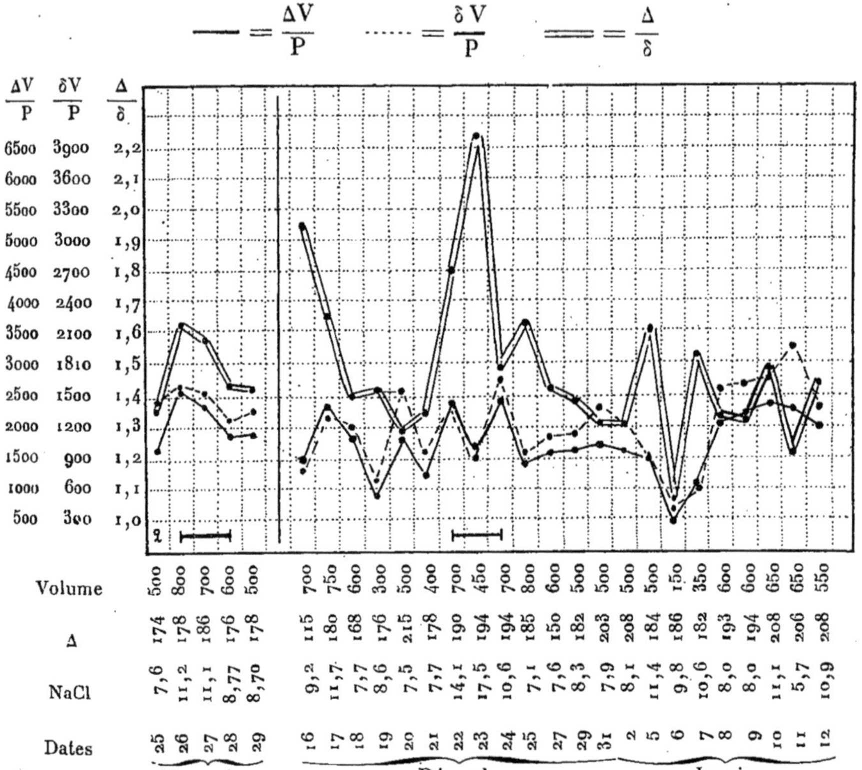

Dates (Novembre)	25	26	27	28	29
Volume	500	800	700	600	500
Δ	174	178	186	176	178
NaCl	7,6	11,2	11,1	8,77	8,70

Dates (Décembre)	16	17	18	19	20	21	22	23	24	25	27	29	31
Volume	700	750	600	300	500	400	700	450	700	800	600	500	500
Δ	115	180	168	176	215	178	190	194	194	185	150	182	203
NaCl	9,2	11,7	7,7	8,6	7,5	7,7	14,1	17,5	10,6	7,1	7,6	8,3	7,9

Dates (Janvier)	2	5	6	7	8	9	10	11	12
Volume	500	500	150	350	600	600	650	650	550
Δ	208	184	186	182	193	194	208	206	208
NaCl	8,1	11,4	9,8	10,6	8,0	8,0	11,1	5,7	10,9

Poids = 64 kilog.

On peut donc ranger le cas dans ceux de la première catégorie de Claude et Mauté, où les malades supportent bien leur lésions et où le régime lacté n'est pas nécessaire.

Bleu de méthylène. — Injection le 9 janvier à 11 h. 1/2 de 1 centimètre cube de bleu.

A midi 1/2, apparition de chromogène;

A 3 heures, apparition de bleu;

A 4 h. 1/2, coloration maxima;

Le bleu continue à s'éliminer en diminuant peu à peu. Il cesse le 11, à 3 heures du soir, cinquante et une heures après l'injection.

Donc, retard dans le début de l'élimination et rythme cyclique continu.

Glycosurie phloridzique. — Le 10 janvier à 10 h. 1/2 du matin, injection de 1 centimètre cube de phloridzine.

Précipité rouge très abondant une heure et demie après l'injection. Puis il diminue graduellement. A 5 heures du soir, six heures et demi après l'injection, on trouve encore quelques traces de sucre.

Donc glycosurie phloridzique normale.

OBSERVATION III

Leucocythémie (?) Albuminurie.

P... Claude, entré le 1er décembre 1902, salle Saint-Augustin n° 13.

Impossible de préciser le début de l'évolution. Le malade ne parle qu'en patois.

A l'examen, masses ganglionnaires molles au cou, aux aines, aux aisselles. Symptômes de compression intra-thoracique. Cyanose de la tête et des membres supérieurs.

Etat de somnolence très accusé. Dyspnée.

OBSERVATION III

LÉGENDE EXPLICATIVE

—— $= \frac{\Delta V}{P}$ ······ $= \frac{\delta V}{P}$ ═══ $= \frac{\Delta}{\delta}$

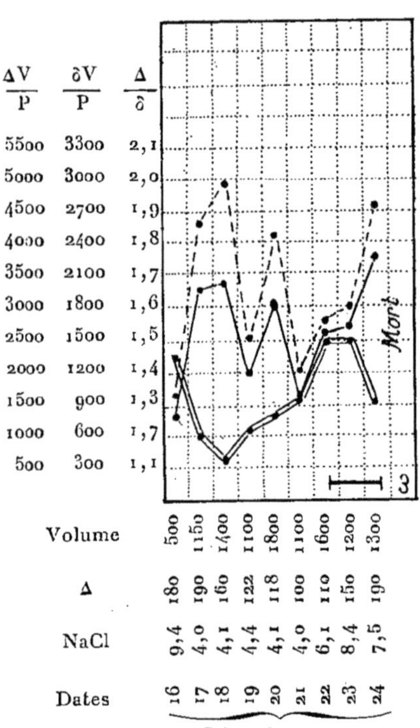

Décembre 1902.

Signes de compression de la veine cave inférieure : Œdème des membres inférieurs.

Assez fort disque d'albumine.

Pas de galop.

Reste dans un état de semi-coma pendant tout son séjour à l'hôpital.

Mort le 24 décembre.

L'autopsie n'a pu être pratiquée.

Résultats fournis par l'examen des urines :

Cryoscopie. — Normale.

Chlorurie alimentaire. — Augmentation immédiate des chlorures de l'urine.

Augmentation notable et parallèle de $\frac{\Delta V}{P}$ et $\frac{\delta V}{P}$.

Le rapport $\frac{\Delta}{\delta}$ au contraire n'augmente pas, ne réalisant pas le schéma d'insuffisance rénale passagère. Donc, deuxième catégorie de Claude et Mauté.

Il a été impossible, vu l'état semi-comateux du malade, de faire les deux épreuves de la glycosurie phloridzique et du bleu de méthylène.

OBSERVATION IV

Néphrite interstitielle. — Foyer d'hémorragie cérébrale.

Querl, Henriette, trente-neuf ans, ménagère, entrée le 21 novembre 1902, salle B. Teissier, n° 4.

Antécédents. — A son entrée à l'hôpital, la malade ne peut parler. Son mari fournit les renseignements suivants :

Très bonne santé jusqu'à il y a deux ans. La malade ne toussait pas les hivers

3 enfants, 2 bien portants, 1 mort à 7 mois de maladie inconnue Pas de syphilis du mari. Jamais de fausses couches.

Affection actuelle. — Depuis deux ans, se plaint de maux de tête, qui ont augmenté il y a sept mois et ont été accompagnés de vomissements. En même temps asthénie croissante et troubles de la vue. L'œil droit, malade le premier, est devenu complètement amaurotique ; il y a trois mois, l'acuité visuelle de l'œil gauche a diminué, elle aussi, considérablement, et la malade presque complètement aveugle, doit garder le lit.

Pendant cet espace de temps, la malade eut trois ou quatre ictus. Chute brusque, perte de connaissance, pas de mouvements convulsifs ; au réveil, impossibilité de parler pendant demi-heure ou une heure. Jamais de paralysies consécutives.

Il y a deux mois, on constate dans ses urines la présence de l'albumine et un médecin consulté fait mettre la malade au régime lacté. Sous cette influence, la quantité d'albumine aurait baissé de 1 gr. 25 à 0 gr. 25.

Jamais d'œdème des jambes.

Consulté pour ses troubles visuels, M. Jacqueau fit le diagnostic suivant : rétinite albuminurique typique avec paleur très marquée de la papille.

Hier matin, se sentant un peu fatiguée, elle entra dans un café pour se reposer et là, brusquement, fut paralysée du côté droit, sans ictus, sans chute, sans perte de connaissance.

En même temps, aphasie complète. C'est dans cet état qu'on l'amène à l'hôpital.

Actuellement. — Son aphasie a un peu diminuée. Elle dit quelques mots. Gênée dans l'articulation des mots par une déviation linguale très marquée.

Paralysie évidente du facial inférieur du côté droit.

L'œil droit est plus ouvert que l'œil gauche, par suite de la paralysie de l'orbiculaire.

Aux membres, l'hémiplégie, complète le premier jour, a déjà diminué. La malade peut soulever le talon à 50 centimètres du plan du lit, la paralysie est plus complète au bras qui, cependant, peut faire quelques légers mouvements.

Hémi-hypoesthésie très nette du côté droit. Hypoesthésie de la conjonctive et de la cornée de l'œil du côté paralysé.

Réflexes très exagérés du côté droit Babinski en extension à droite. Clonus du pied.

Du côté sain, un peu d'exagération des réflexes, mais pas de Babinski, ni de clonus.

Organe des sens.— Yeux. Cécité a peu près complète. Ne peut compter ses doigts.

Ouïe : assez bonne.

Cœur. — Pas d'hypertrophie, ni de galop. Tension artérielle : 24-25.

Poumons. — Rien.

Tube digestif. — Aucun trouble digestif. Bon appétit, pas de douleurs gastriques, pas de diarrhée, ni de constipation. Mais elle a eu encore, il y a deux jours, un vomissement.

Température. — Normale.

Urines. — 700 grammes d'urines claires, avec fort disque d'albumine.

Pas d'œdème des jambes.

6 décembre. — Epistaxis légère. L'état de la malade s'est beaucoup amélioré. Elle parle. Elle commence à marcher un peu.

13 décembre. — Dyspnée, quarante respirations par minute. Passée le lendemain.

19 décembre. — Nausées presque constantes, quelques vomissements. Ebauche de galop. La température monte à 39 degrés. Pouls : 130.

Dyspnée (64 respirations). Un peu de Cheyne-Stokes. Matité à la base gauche et petits râles fins.

22 décembre. — La température est tombée. Caféine (o gr. 60) et purgation. Amélioration.

29 décembre. — Accès de délire, suivi d'un état subdélirant. La température monte à 40 degrés. Orthopnée, rien aux bases.

Nausées, vomissements. Céphalée continuelle, plus forte à gauche.

5 janvier. — Amélioration. La céphalée a disparu. La température oscille autour de 38 degrés. Quelques frottements secs à la base gauche.

9 janvier. — Battements épigastriques. Légère dilatation des veines du cou. Tendance à l'embryocardie.

16 janvier. — Un peu améliorée par digitale.

23 janvier. — Hier soir, crise épileptiforme.

Cheyne-Stokes. Pouls très petit et très rapide.

26 janvier. — Quatre crises convulsives cette nuit. Cheyne-Stokes très marqué. Pouls : 120.

28 janvier. — Plus de Cheyne-Stokes ce matin. Oscillations lentes de droite à gauche et de gauche à droite des deux globes oculaires. Environ vingt-huit oscillations par minute. Mort.

A partir du 21 janvier, l'état de la malade empire. Les urines ne peuvent plus être recueillies en totalité. On cesse la cryoscopie.

Mort le 27 janvier.

Autopsie le 29 janvier. — Rien de particulier à l'ouverture du thorax et de l'abdomen. Quelques adhérences cependant entre le duodénun, le côlon et la vésicule biliaire et au niveau de l'appendice.

Poumons : chacun = 440 grammes.

A gauche : léger exsudat qui remonte jusqu'au sommet, à cause du décubitus horizontal de la malade. Le poumon présente de l'engouement à la base. Surnage dans l'eau.

A droite : un peu d'engouement, moins marqué cependant.

Cœur : très hypertrophié. Sans dilatation. Poids = 540 grammes, le péricarde présente un léger exsudat, indiquant un début de péricardite, contemporaine de la pleurésie terminale.

Foie : 1210 grammes. Normal.

Rate : 155 grammes. Rien de particulier.

Reins. — Petits reins rouges et sclérosés. Droit = 100 grammes ; gauche = 90 grammes.

La décortication arrache des morceaux de substance rénale. Surface tout à fait granuleuse. Saillies glanduleuses des tubes avec dépression scléreuse. Vascularisation augmentée.

Estomac : rien de particulier.

Utérus : myome interstitiel.

Encéphale. — Un peu d'athérome au niveau des cérébrales postérieures. Coupes de Pitres.

Hémisphère droit : un petit foyer ancien d'hémorragie, visible sur la coupe frontale et s'étant produit à la limite du noyau lenticulaire et de la capsule externe.

Hémisphère gauche : gros foyer d'hémorragie cérébrale au niveau du noyau lenticulaire et de la capsule externe, datant de quelque temps déjà, Foyer ocreux, quelques caillots non encore résorbés, le foyer se prolonge dans une ligne horizontale occupant les trois coupes pédiculo-frontale, frontale et pariétale.

Cervelet : rien d'anormal

Protubérance et bulbe. Un petit anévrisme à gauche, de date ancienne et de la grosseur d'un grain de plomb.

A droite, plusieurs petits foyers hémorragiques récents, expliquant les convulsions du côté gauche.

Résultats fournis par l'étude des urines.

Épreuve de la glycosurie phloridzique, — Le 13 janvier, à 11 h. 1/4 du matin, injection de 1 centimètre cube de phloridzine et examen de l'urine toutes les demi-heures.

Trois heures seulement après l'injection apparaît un léger précipité rouge qui ne peut plus être décelé dans l'urine de la demi-heure suivante.

A partir de ce moment, il ne reparaît plus.

Donc, *début de l'élimination très retardé* et *hypoglycosurie très marquée.*

Épreuve du bleu de méthylène. — Le 14 janvier, à 11 h. 1/2 du matin, injection de 1 centimètre cube de bleu de méthylène.

Trois quarts d'heure après l'injection, le bleu apparaît.

L'élimination se fait d'une façon continue, gardant une teinte uniforme. Pas de maximum. L'acide acétique et la chaleur ne provoquent à aucun moment l'apparition d'une teinte plus foncée.

Trente-cinq heures après l'injection, la teinte bleue de l'urine diminue d'intensité. Cette diminution est graduellement de plus en plus grande.

OBSERVATION IV

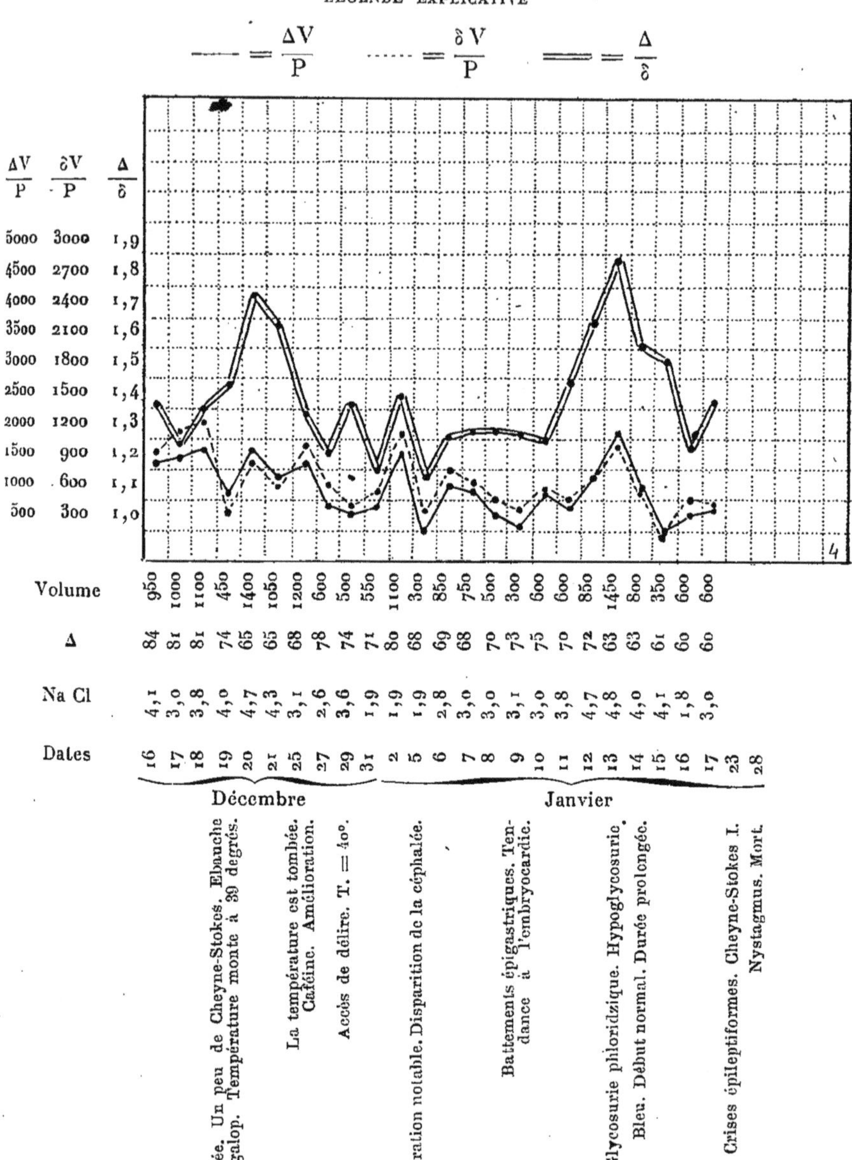

Cent trente et une heures après l'injection, il y a encore des traces de bleu.

Donc, début de l'élimination normal.

Durée de l'*élimination prolongée.*

Rythme continu cyclique.

Cryoscopie. — Volume d'urine faible, surtout les derniers jours.

Diurèse moléculaire totale très diminuée.

Schéma constant d'*insuffisance rénale.*

La chlorurie alimentaire n'a pu être faite, à cause de l'état critique de la malade.

OBSERVATION V

Néphrite interstitielle.

Lach. . Marie-Thérèse, cinquante-trois ans, concierge, entrée le 16 décembre 1902, salle B. Teissier, lit n° 18.

Pas d'antécédents héréditaires.

Personnellement, douleurs rhumatismales. Névropathie. Nie l'éthylisme.

En 1886, péritonite pelvienne, opérée par M. Laroyenne, par voie vaginale.

Depuis trois ou quatre mois, se plaint de faiblesse générale, de perte des forces, de douleurs dans les reins, de céphalée, surtout matinale.

Il y a deux mois apparut de la dyspnée. Il y a quinze jours, l'albumine fut notée pour la première fois.

A l'examen, face bouffie, œdème des paupières.

Au cœur, pointe dans le quatrième espace. Bat en dehors du mamelon. Pas de forte impulsion. Claquement du deuxième bruit aortique.

Pouls dur, régulier. 92 pulsations. Hypertension.

Constipation habituelle.

Urines : aspect louche. Pas de sucre. Pas de cylindres. Albumine 0 gr. 34.

La malade, soumise au régime lacté, se sent rapidement mieux.

Les exigences de sa profession l'obligent à quitter l'hôpital.

Elle part le 26.

Au point de vue cryoscopique, *forte insuffisance rénale* à l'entrée, se manifestant par de la diminution de $\frac{\Delta V}{P}$ et $\frac{\delta \Delta}{P}$ et exagération du rapport $\frac{\Delta}{\delta}$.

Il est assez intéressant de voir combien ce type accusé d'insuffisance rénale se modifie rapidement sous l'influence du repos et du régime lacté.

22 décembre. — Six jours après son entrée, il a à peu près disparu.

C'est uniquement à cause de cela que nous insérons cette observation, le court séjour de la malade à l'hôpital ne nous ayant pas permis d'expérimenter sur elle les autres procédés.

OBSERVATION VI

Néphrite. — Galop. — Ancienne hémiplégie.

Benoîte C..., salle B. Teissier, lit n° 21, cinquante ans, femme de ménage.

Antécédents familiaux. — Mère morte d'une affection thoracique aiguë qui a duré huit jours environ

Une sœur morte de méningite à vingt-trois ans, une autre de la poitrine.

Mariée. Son mari est bien portant.

Six grossesses. Les trois premières ont donné naissance à trois filles actuellement bien portantes. Les trois dernières se sont terminées par des fausses couches.

Neuf mois après son mariage, son mari aurait contracté, dit-elle, la syphilis.

Antécédents personnels. — A treize ans, ictère à la suite duquel elle se plaignit longtemps de troubles nerveux bizarres,

OBSERVATION V

LÉGENDE EXPLICATIVE

———— $= \dfrac{\Delta V}{P}$

······ $= \dfrac{\delta V}{P}$

════ $= \dfrac{\Delta}{\delta}$

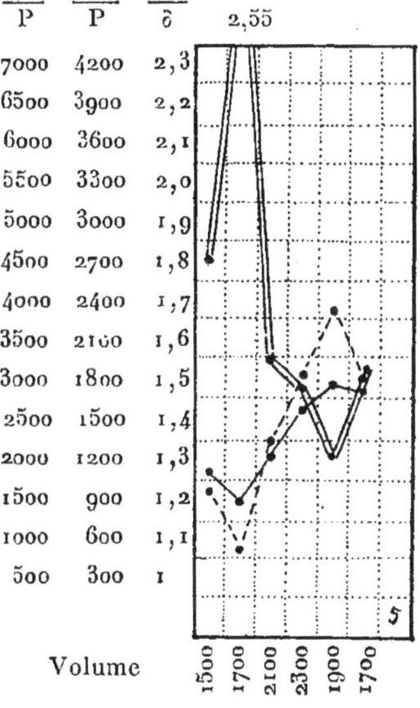

Volume	1500	1700	2100	2300	1900	1700
Δ	84	60	64	75	104	106
Na Cl	6,4	6,0	3,9	4,3	4,4	6,6
Dates	19	20	21	22	23	25

Décembre.

pleurs sans raison, étouffements. Une crise convulsive à ce moment.

Pas d'autres maladies. Pas de bronchites à répétition, jamais d'hémoptysie.

Elle est encore réglée très régulièrement.

Nie tout éthylisme et toute syphilis.

Affection actuelle. — Date de deux ans environ. A ce moment elle fit de grosses pertes d'argent et elle dit être malade depuis.

Il y a dix-neuf mois, hémiplégie banale, transitoire. Actuellement encore, légère déviation de la face. Parésie de la main guche. La malade marche avec une canne.

Se plaint d'étouffements la nuit. Pollakiurie. Ténesme vésical. Crampes dans les jambes.

A eu deux crises de nerf à l'occasion d'un ennui.

Paraît avoir quelques troubles psychiques. Se plaint d'être persécutée par son mari et ses enfants. Aspect de mélancolique.

Actuellement. — Assez bon aspect général Pas de bouffissure de la face. Pas d'œdème des jambes, ni des lombes.

Un peu de constipation habituelle.

Aucun signe pulmonaire. Examen des poumons absolument négatif.

Au cœur. — Pointe dans le cinquième espace, un peu en dehors du mamelon. A l'auscultation, premier bruit prolongé à la pointe, de timbre un peu soufflant. Pas de galop.

Sur le bord gauche du sternum, dans les troisième et quatrième espaces, on a, au contraire, un galop assez net.

Urines. — Louches. A l'acide azotique, disque moyen d'albumine. Vraie albumine avec traces de nucléo-albumine.

Pupilles égales, mais se contractant assez mal à la lumière. Réflexes rotuliens exagérés. Babinski = flexion à droite, extension à gauche.

2 mars. — Disque très léger d'albumine, beaucoup moins net qu'à l'entrée.

Examen des urines. — Examen fait par le Dr Nicolas le 23 janvier.

Volume.	700
Réaction	Légèrement acide.
Aspect	Louche.
Couleur.	Jaune citron.
Dépôt	Blanc floconneux.
Consistance	Fluide.

Urée : 15 gr. par lit. ; 10 gr. 5 par 24 heures.

Acide urique : 0 gr, 574 par lit. ; 0 gr. 4018 par 24 heures.

Na Cl : 5 gr. 5 par lit. ; 3 gr. 85 par 24 heures.

$P^2 O^5$: 1 gr. 78 par lit. ; 1 gr. 246 par 24 heures.

Absence de pigments biliaires, de glycose, de mucine, d'albumose, de peptone.

Réaction de Hennequin négative.

Traces impondérables de nucléo-albumine.

Albumine vraie : 0 gr. 33 par lit. ; 0 gr. 231 par 24 heures.

Sérine : 0 gr. 25 par lit. ; 0 gr. 175 par 24 heures.

Globuline : 0 gr. 08 par lit. ; 0 gr. 056 par 24 heures.

Soit 76 pour 100 de sérine et 24 pour 100 de globuline sur l'albumine totale.

Examen microscopique :

Globules de pus.
Leucocytes.
Hématies.
Quelques cylindres hyalins longs et minces.
Pas de cristaux.
Cellules épithéliales.
Beaucoup de micrococci (urée?).

Nouvelle analyse le 3 mars (Dr Nicolas).

Volume. . .	1110.
Densité. . .	1018.
Réaction . .	Faiblement acide.
Couleur . .	Jaune citron.

Aspect . . . Louche.
Consistance . Fluide.
Dépôt . . . Blanc floconneux, assez abondant.

Urée : 7 gr. 8 par lit. ; 8 gr. 58 par 24 heures.
Acide urique : 1 gr. 11 par lit. ; 1 gr. 221 par 24 heures.
Phosphates : 1 gr. 01 par lit. ; 1 gr. 111 par 24 heures.
Chlorures : 6 gr. 13 par lit. ; 6 gr. 93 par 24 heures.
Absence de pigments biliaires, de sucre, de mucine, de nucléo-albumine, d'albumose, de peptone. Réaction d'Hennequin négative.

Dosage :
Albumine totale : 0 gr. 220 par lit., soit 0 gr. 242 par 24 heures.
Sérine : 0 gr. 0671 par 24 heures, soit 27 gr. 73 pour 100.
Globuline : 0 gr. 1749 par 24 heures, soit 72 gr. 27 pour 100.
Examen microscopique :

Globules de pus } en grande quantité.
— blancs }
Cylindres blancs hyalins.
Urate de soude granuleux.
Pas de cristaux.

RÉSULTATS FOURNIS PAR L'ÉTUDE DES URINES.

Epreuve de la glycosurie phloridzique : le 26 janvier, injection à midi de 1 centimètre cube.

A midi et demi, précipité assez abondant.
A 1 heure et à 2 heures, précipité toujours abondant, à peu près en même quantité.
A 3 heures, traces.
A 6 heures, plus de précipité.

Donc, *glycosurie phloridzique normale.*

Epreuve du bleu de Méthylène. — Injection le 31 mars à 11 h. 1/4.

A 1 heure, apparition du chromogène.

A 2 heures, chromogène et bleu.

A 4 heures, bleu (maximum).

A 6 heures, chromogène. Légère coloration bleue.

A 9 heures, *idem*.

1er février. — A 2 heures du matin, bleu.

A 9 heures, chromogène.

A 1 heure et 2 heures, chromogène.

A 3 heures, rien.

A 6 heures, rien.

A minuit, chromogène assez faible.

2 février. — A 9 heures, 2 heures, 4 heures, 6 heures, chromogène.

A partir de ce moment, plus rien.

Donc, *début retardé*. Chromogène au bout d'une heure trois quarts, bleu au bout de deux heures trois quarts.

Maximum, cinq heures après l'injection.

Durée. Le bleu disparaît vingt-trois heures après l'injection. Le chromogène, cinquante-trois heures après.

Rythme : Discontinu et pour le bleu, et pour le chromogène.

Cryoscopie. — Insuffisance rénale assez accusée à son entrée à l'hôpital. Puis $\frac{\Delta V}{P}$ et $\frac{\delta V}{P}$ se relèvent, tandis que le rapport $\frac{\Delta}{\delta}$ diminue, les reins deviennent donc plus perméables, sous l'influence du repos d'abord, puis du régime lacté.

Chlorurie alimentaire. — Ascension brusque de $\frac{\Delta}{\delta}$ quand on commence les chlorures, chute brusque quand on les cesse. Evolution semblable de $\frac{\Delta V}{P}$, quoique moins accentuée. $\frac{\delta V}{P}$ varie peu.

En somme, *chlorurie bonne*, première catégorie de Claude et Mauté.

OBSERVATION VI

LÉGENDE EXPLICATIVE

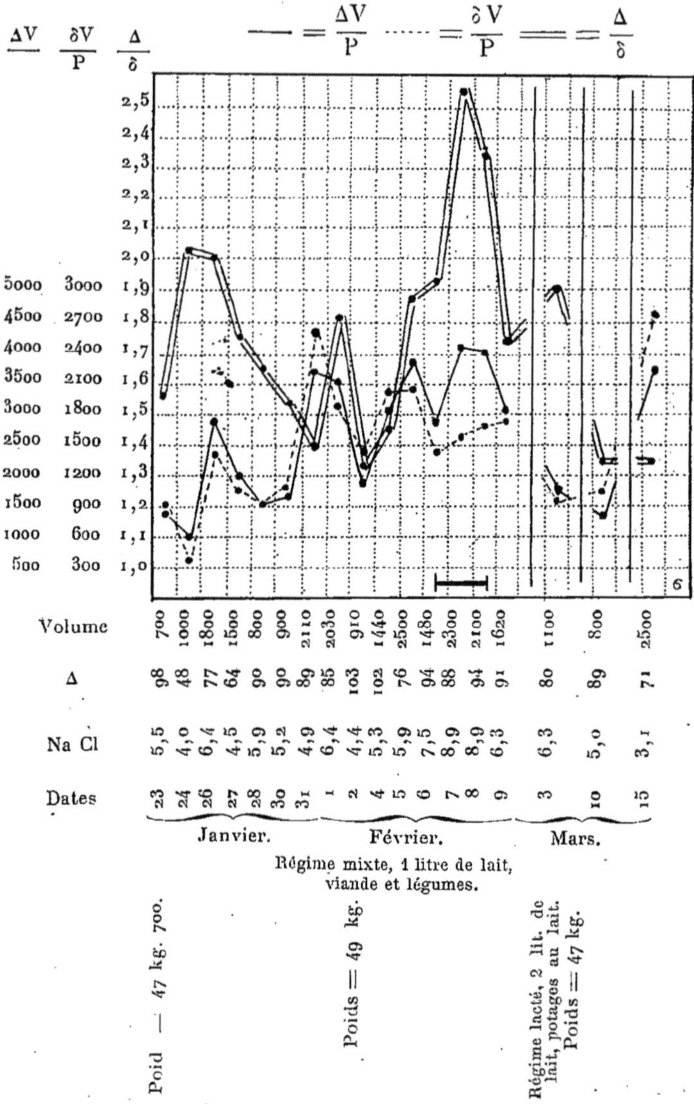

OBSERVATION VII

Néphrite. - Polyurie.

Antoine Coll, salle Saint-Augustin, lit n° 24, quarante-six ans, charcutier. Entre à l'hôpital le 22 décembre 1902.

Antécédents familiaux. — Père et mère en bonne santé. Deux frères morts de cirrhose atrophique, alcooliques semble-t-il.

Antécédents personnels. - A treize ans, fièvre typhoïde.

Pas de scarlatine. Pas d'alcoolisme bien net.

Il y a sept ou huit ans, il eut un chancre à la face inférieure du gland, qui ne semble pas avoir été syphilitique. Pas d'accidents ultérieurs.

Affection actuelle. — Au printemps dernier, à la suite d'un refroidissement, douleurs lombaires et frissons. Il garde le lit un jour ou deux, puis reprend son travail,

Mais les forces déclinèrent assez rapidement. Il a remarqué qu'il avait depuis cette époque de l'œdème malléolaire le soir et de la bouffissure de la face.

Il ne peut donner aucun renseignement sur l'état de ses urines au début de sa maladie. Elles ont été vues pour la première fois il y a un mois : on lui a dit qu'elles ne contenaient rien d'anormal.

Depuis quatre ou cinq jours, céphalée.

Actuellement. — Aspect bouffi et œdémateux de la face avec anémie assez marquée des muqueuses et des téguments.

Un peu d'œdème malléolaire le soir, quand le malade a marché dans la journée.

Au cœur. — Premier bruit un peu prolongé à la région mésocardiaque, mais sans vrai galop.

Un peu d'hypertension du pouls.

Rien aux poumons. Pas de dyspnée.

Langue saburrale. Constipation ordinaire. Polydipsie marquée, 4 ou 5 litres.

Système nerveux. — Céphalée occipitale. Léger affaiblissement de la vue. Pupilles normales. Réflexes rotuliens normaux Crampes assez fréquentes.

Urines. — Très abondantes, 4 litres en moyenne Claires avec un faible dépôt. Disque d'albumine. Pas de sucre. Le dépôt, assez peu abondant, se montra formé de très nombreux globules blancs, de quelques cellules vésicales, et de rares cylindres, très pâles, qui ne sont ni épithéliaux, ni granuleux.

29 janvier 1903. — Polyurie toujours très marquée, entre 4 et 5 litres. Aujourd'hui près de 6 litres, avec état général stationnaire.

5 février. — Le malade va mieux. Moins d'œdème des jambes et moins de bouffissure de la face depuis dix jours qu'il est au régime lacté.

Le lait l'a un peu constipé.

Galop net à la pointe.

Pression sphygmomanométrique; 23-24.

7 février. — Au sommet droit, en avant et en arrière, un peu de submatité, de l'exagération des vibrations et un peu de diminution du murmure vésiculaire. Séro-diagnostic tuberculeux très positif, 1/15.

24 février. — Urines, 4 litres. Densité, 1014.

On donne de la valériane en infusion.

Analyse des urines faite le 17 janvier, par le Dr Nicolas.

Pas de nucléo-albumine. Pas d'albumose.

Sérine	0 gr. 4250 par litre	} = 1,162
Globuline . . .	0 gr. 7370 par litre	

Le 18. — Pas de nucléo-albumine, ni d'albumose.

Sérine	1 gr. 380 par litre	} = 1,750
Globuline . . .	0 gr 370 par litre	

Epreuve de la glycosurie phloridzique. — Le 15 janvier à 11 h. 1/4, injection sous-cutanée de 1 centimètre cube de phloridzine.

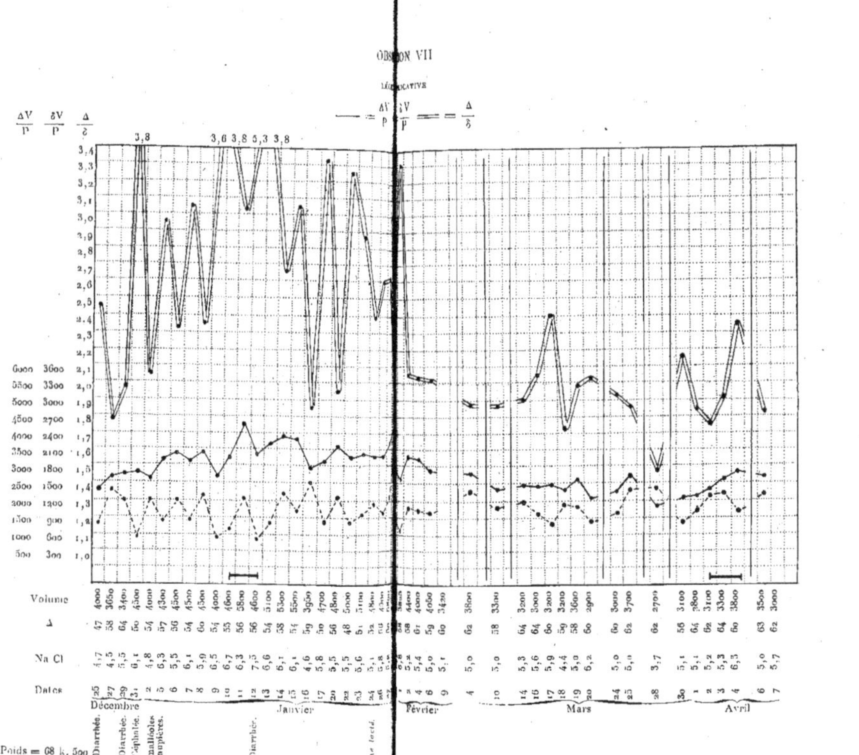

VII
$\frac{\Delta V}{P}$ $\frac{\delta V}{P}$ $\frac{\Delta}{\delta}$
Volume
Δ
Na Cl
Dates
Décembre
Janvier
Février
Mars
Avril
Diarrhée.
Diarrhée.
Céphalée.
Œdème des malléoles et des paupières.
Diarrhée.
Régime lacté.
Poids = 68 k. 500

On recueille les urines toutes les heures pendant sept heures après l'injection.

A aucun moment, on n'a pu obtenir le moindre précipité.

Donc : *Anaglycosurie complète.*

Epreuve du bleu de méthylène. — Le 16 janvier à 11 h. 1/4 injection de 1 centimètre cube de bleu.

On recueille les urines toutes les heures, puis toutes les trois heures pendant trois jours consécutifs

A aucun moment, il n'a été possible de déceler soit du bleu, soit du chromogène.

Donc : Absence complète de bleu dans les urines.

Epreuve du salicylate de soude. — Le 27 janvier, à 11 h. 1/2, injection de 2 centimètres cubes de salicylate de soude à 15 o/o.

L'élimination commence à 2 heures, augmente progressivement, a son maximum à 5 et 6 heures, puis décroît et disparaît à 9 heures.

Quantité d'urine 5700

Quantité de salicylate injectée o gr. o33
Quantité de salicylate éliminée o gr. oo8 $\frac{\text{o gr. oo8}}{\text{o gr. o33}} = 0{,}242$

Dosage fait par la méthode colorimétrique, avec solution de perchlorure de fer, comparativement avec solution titrée de salycilate de soude.

Deuxième épreuve de la glycosurie phloridzique. — Le 25 mars, à 11 h. 3/4 du matin, injection de 1 centimètre cube de phloridzine.

A aucun moment, on ne peut déceler de sucre dans les urines.

Deuxième épreuve du bleu de méthylène. — Le 26 mars, à 11 h. 1/4 du matin, injection de 1 centimètre cube de bleu.

A 11 h. 3/4, rien, ni bleu, ni chromogène.

A midi et demi, le bleu apparaît. Son élimination se fait de façon progressive jusqu'à

3 heures, maximum.

6 heures, le bleu diminue beaucoup.

Minuit, bleu très faible.

Le 27. — 6 heures du matin, bleu un peu plus fort.

Midi, *idem.*

3 heures, se fonce légèrement.

6 heures, augmente encore.

9 heures du soir, deuxième maximum.

Minuit, diminue.

Le 28 et le 29. — L'élimination se continue permanente, mais très faible.

Elle cesse le 29 au soir, au bout de quatre-vingt-quatre heures.

Donc : Début retardé.

Durée un peu prolongée.

Maximum, trois heures trois quarts après l'injection.

Rythme continu, polycyclique.

Deuxième épreuve du salicylate de soude. — Le 30 mars, à 11 h. 1/2, injection de 2 centimètres cubes de la solution de salicylate à 15 0/0.

Midi, rien.

1 heure, rien.

2 heures. L'élimination commence. Elle va en augmentant jusqu'à 5 heures.

5 heures. Maximum.

Puis décroît et disparaît à 10 heures.

Quantité d'urine, 3 lit. 400.

Quantité de salicylate injectée 0,033

— — éliminée 0,0068

Rapport : 0,206, c'est-à-dire le 1/5 de la quantité injectée.

Cryoscopie. — Janvier. Remarquable par l'énorme élévation du rapport $\frac{\Delta}{\delta}$, qui atteint jusqu'à 3,8. Donc, très forte insuffisance rénale. Mais, grâce à la polyurie considérable (4-5 lit.), les diurèses moléculaires totale et élaborée sont à peu près normales.

Chlorurie. — L'ingestion des chlorures ne modifie guère la courbe au début. Le deuxième jour, $\frac{\Delta V}{P}$ s'élève légèrement, andis que $\frac{\Delta}{\delta}$ s'abaisse. $\frac{\Delta}{\delta}$ ne s'élève que le troisième jour (à 5,3).

Donc, troisième catégorie de Claude et Mauté.

Mars. — Au mois de mars, l'état du malade s'est incontestablement amélioré par son séjour à l'hôpital. $\frac{\Delta}{\delta}$ a baissé de près de moitié et oscille autour de 2.

La chlorurie est également meilleure, $\frac{\Delta}{\delta}$ et $\frac{\Delta V}{P}$ s'élèvent dès la première ingestion de Na Cl.

OBSERVATION VIII

Tuberculose pulmonaire. Albuminurie

G... Antoine, soixante-quatre ans, tisseur, entré le 13 février 1903, salle Saint-Augustin, n° 5.

Antécédents familiaux. — Mère morte d'une bronchite chronique avec emphysème à trente-deux ans.

Cinq frères ou sœurs morts en bas âge. Une sœur vivante et bien portante. Marié. Femme bien portante. Un enfant mort à quinze ans, probablement de tuberculose pulmonaire. Un autre bien portant.

Antécédents personnels. — Ni alcoolisme, ni syphilis.

Tumeur blanche du genou en 1865-75, guérie par ankylose. Il n'en souffre plus depuis trente ans.

Depuis très longtemps s'enrhume facilement. Il y a une dizaine d'années, il a eu une hémoptysie.

Affection actuelle. — Depuis cinq ou six ans, il a tous les hivers une bronchite plus sévère.

Sa bronchite habituelle s'est aggravée depuis lundi dernier. Il a eu quelques frissons, des points de côté.

Actuellement peu de toux, crachats peu abondants, mais très purulents.

Dyspnée marquée avec orthopnée.

Aux poumons. — Thorax dilaté aux bases avec rétraction des sommets, surtout à droite.

Aux bases et à la partie moyenne, signes d'emphysème avec sibilances et rhonchus.

Au sommet gauche un peu de rudesse de la respiration.

Au sommet droit submatité surtout nette en avant, exagération des vibrations, respiration rude avec bronchophonie, nombreux râles humides dans les fosses sus- et sous-épineuses.

Au cœur. — Pointe dans le cinquième espace. Battements du cœur droit à l'épigastre.

Bruits un peu rapides, sans souffle. Lorsque le malade suspend sa respiration, on entend dans presque toute la région précordiale, avec maximum aux troisième et quatrième espaces, un bruit surajouté, postsystolique et qui a le timbre d'un frottement.

Pouls mou et rapide, 116.

Jugulaires dilatées.

Pas d'œdème des jambes.

Langue étalée, saburrale. Constipation habituelle,

Abdomen souple, indolore. Foie un peu abaissé, mais non hypertrophié.

Pas de grosse rate.

Température. — 38°5 à l'entrée. Tombe tout de suite à 37°5 et s'y maintient.

Urines. — Fort disque d'albumine.

Myosis.

18 février. — Pas de frottement aujourd'hui.

RÉSULTATS FOURNIS PAR L'ÉTUDE DE SES URINES

Glycosurie phloridzique. — Le 7 mars, injection de 1 centimètre cube de phloridzine.

Une demi-heure après, le sucre apparaît dans l'urine.

Une heure après l'injection, maximum de la glycosurie.

La quantité de sucre devient de plus en plus faible dans les urines qui sont émises d'heure en heure,

La glycosurie cesse six heures après l'injection.

Glycosurie phloridzique normale.

Bleu de méthylène. — Injection de 1 centimètre cube le 9 mars.

Au bout d'une demi-heure, apparition du bleu dans l'urine.

La teinte se fonce de plus en plus pour devenir maximum six

OBSERVATION VIII

LÉGENDE EXPLICATIVE

—— $= \frac{\Delta V}{P}$ ······ $= \frac{\delta V}{P}$ ═══ $= \frac{\Delta}{\delta}$

$\frac{\Delta V}{P}$	$\frac{\delta V}{P}$	$\frac{\Delta}{\delta}$
7000	4200	2,3
6500	3900	2,2
6000	3600	2,1
5500	3300	2,0
5000	3000	1,9
4500	2700	1,8
4000	2400	1,7
3500	2100	1,6
3000	1800	1,5
2500	1500	1,4
2000	1200	1,3
1500	900	1,2
1000	600	1,1
500	300	1,0

δ

Volume	Δ	Na Cl	Dates
680	148	8,2	3
950	105	7,7	4
840	116	7,2	5
1100	149	10,3	6
420	142	11,1	8
1600	158	8,6	10
1200	124	6,1	11
1200	130	8	12
2200	115	8,6	13
1150	140	11,6	14
1800	145	13,8	15
500	160	4,7	16
1300	160	11,1	18

Glycosurie phloridzique le 7.
Bleu de méthylène le 9.

Poids = 47 kgs.

heures après l'injection. Puis elle diminue très régulièrement et cesse soixante heures environ après l'injection.

Donc : Début normal.
Rythme continu cyclique.
Maximum six heures après l'injection.
Durée normale.

Cryoscopie. — Légère insuffisance rénale.

Chlorurie alimentaire. — Bonne. Première catégorie de Claude et Mauté.

OBSERVATION IX

Néphrite. — Galop. — Insuffisance aortique. — Hémiplégie.

Ch. Claudine, cinquante et un ans, salle B. Teissier, lit n° 6, employée de commerce, entrée le 6 janvier 1902.

Antécédents héréditaires. — Mère cardiaque, albuminurique. Père mort assez jeune, de maladie inconnue. Ni frères, ni sœurs.

Antécédents personnels. — Bonne santé jusqu'à l'année dernière. Ménopause il y a deux ans, à quarante-neuf ans.

L'année dernière, elle commença à se plaindre de céphalées fréquentes, de crampes dans les jambes. Elle avait également des épistaxis et maigrit beaucoup.

On lui trouva de l'albumine dans l'urine et on la mit au régime lacté absolu.

Il y a un mois, pseudo-accès d'asthme, suivi d'une sorte de fluxion de poitrine, sans point de côté, ni crachats rouillés, avec hyperthermie modérée.

Pertes utérines abondantes il y a quinze jours.

Il y a deux jours, au réveil, elle s'aperçut d'une hémiplégie gauche. Elle avait éprouvé, les jours précédents, un léger embarras de la parole.

Actuellement, l'hémiplégie, légère à la face, est presque complète à la jambe gauche et complète au bras gauche. Pas d'hémianesthésie.

Babinski du côté hémiplégié.

Pas d'œdème des jambes. Pas d'œdème lombaire.

Pupilles égales, normales.

Au cœur. — Palpitations fréquentes. Choc de la pointe interne, très en dehors du mamelon, dans le sixième espace. Grosse matité précordiale. Galop léger à la pointe. A la région mésocardiaque (mais pas au foyer aortique), bruit diastolique et parfois aussi mésosystolique, à timbre un peu frottant, s'exagérant par la pression et la position assise.

Pouls régulier, tension très forte (30).

Rien aux poumons.

Abdomen souple. Pas de diarrhée. Pas d'appétit. Pas de gros foie.

Urines. — 0,70 d'albumine par litre.

7 janvier. — Quelques métrorragies hier soir.

Ce matin, au cœur, souffle systolique léger de la base et souffle diastolique qui s'entend mal à droite du sternum, et dont le maximum est dans le quatrième espace. Pas de choc en dôme. Pouls unguéal léger et Duroziez net La crosse aortique paraît donner de la matité rétrosternale étendue.

11 janvier. — Analyse des urines par le Dr Nicolas.

Volume 900.

Réaction légèrement alcaline.

Couleur jaune rougeâtre.

Aspect louche.

Dépôt assez abondant, floconneux : phosphate ammoniaco-magnésien, urate de soude granuleux, globules de pus, quelques leucocytes. Pas de cylindres.

Urée. — 9 gr. 8 au litre, 8,82 par 24 heures.

Acide urique. — 1 gr. 242, 1,117 par 24 heures.

Chlorures en Na Cl. — 5,4, 4,86 par 24 heures.

Phosphates en $P^2 O^5$. — 1,07, 0,963 par 24 heures.

Pas de pigments. Pas de glucose.

Albumine. — Disque net avec $Az O^3 H$. Pas de nucléo-albumine.

Chaleur : précipité net, en partie acéto soluble.

Pas d'albumose.

6 février. — Théobromine depuis deux jours. La malade urine un peu plus.

Hémiplégie.

Au cœur, galop, mais on ne retrouve pas aujourd'hui de souffle diastolique.

Pas d'hémianesthésie.

10 février. — On supprime la théobromine.

Elévation de la crosse aortique. Pas de souffle diastolique.

Pouls capillaire et double souffle de Duroziez.

13 février. — Pas de souffle diastolique, ni systolique.

Gros disque d'albumine.

28 février. — Cœur, ni galop net, ni souffle diastolique.

Du siège du claquement sigmoïdien pulmonaire à la pointe on a 17-18 centimètres.

Rien aux poumons.

2 mars : Tension au sphygmo : 31.

Résultats fournis par l'étude de ses urines :

Glycosurie phloridzique. — Le 8 mars à 11 h. 1/2, injection de 1 centimètre cube de phloridzine. Les urines émises par le malade jusqu'au soir sont recueillies et placées dans des verres correspondant à chaque miction. A aucun moment, il n'a été possible de déceler la moindre trace de sucre.

Donc, *anaglycosurie complète.*

Bleu de méthylène. — Le 10 mars, à 11 h. 1/2, injection de 1 centimètre cube de bleu de méthylène. La malade ne peut donner d'urine qu'à des intervalles assez éloignés.

A 1 heure, rien.

A 4 heures, bleu.

A 6 heures, chromogène.

A 9 heures, bleu maximum.

11 mars. — A 2 heures du matin, bleu.

A 6 heures, chromogène.

Chaque urine émise à partir de ce moment a une teinte bleue assez faible, qui va en diminuant progressivement d'intensité.

OBSERVATION IX

LÉGENDE EXPLICATIVE

$$—— = \frac{\Delta V}{P} \quad \cdots\cdots = \frac{\delta V}{P} \quad ═══ = \frac{\Delta}{\delta}$$

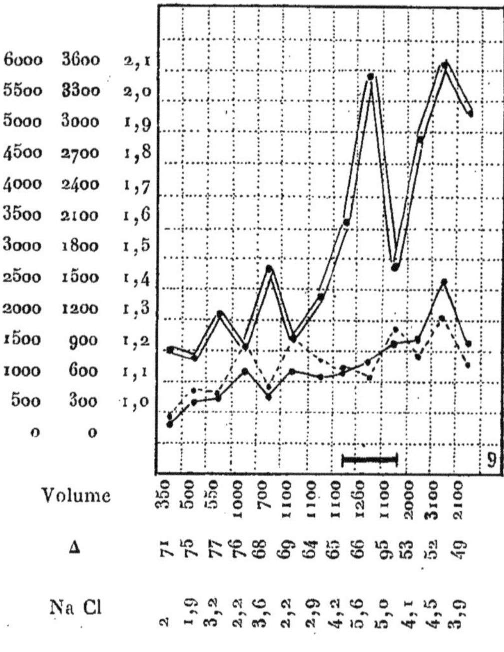

Mars

Poids = 63 kil.

Glycosurie phloridzique.

Bleu de méthylène.

Elle disparaît le 13, environ quatre-vingts heures après l'injection.

Donc, début *retardé*.

Rythme, polycyclique.

Durée : un peu prolongée.

Cryoscopie : Insuffisance marquée. — $\frac{\Delta V}{P}$ et $\frac{\delta V}{P}$ absolument insuffisantes. Elévation de $\frac{\Delta}{\delta}$.

Chlorurie. — L'ascension de $\frac{\Delta}{\delta}$ se fait bien aussitôt après l'ingestion des chlorures. Mais la chute n'est pas complète, l'élimination chlorée se prolonge assez longtemps. Troisième catégorie de Claude et Mauté.

OBSERVATION X

Albuminurie. — Souffle systolique. — Battements épigastriques. Pouls veineux hépatique et jugulaire. — Ascite.

Clau. Rémy, trente-cinq ans, salle Saint-Augustin, lit n° 10, garçon d'hôtel. Entré le 31 mai 190 . Sorti le 20 juillet.

Antécédents héréditaires. — Père mort de la variole. Mère bien portante, pas de fausse couche, pas d'enfants morts en bas âge. A eu, outre lui, d'autres enfants qui se portent bien.

Antécédents personnels. — A toujours joui d'une excellente santé. Pas de syphilis. Alcoolisme professionnel, 2 litres de vin par jour et un ou deux petits verres. Pas d'absinthe.

Il y a dix-huit mois, commença à ressentir de la dyspnée d'effort.

Il y a un an, apparition d'œdème aux membres inférieurs, accentué le matin et diminuant le soir.

Il se reposa quelque temps, essaya de reprendre son travail, mais, les mêmes malaises recommençant, il vint à l'hôpital.

A son entrée :

Pas d'œdème.

Rien aux poumons.

Jugulaires dilatées et animées de deux battements consécutifs.

Au cœur. — Frémissement systolique assez doux à la palpation.

A l'auscultation, bruits sourds, mal frappés, et souffle systolique assez intense, ne se propageant pas dans l'aisselle, s'entendant surtout au bord gauche du sternum. Ebauche de dédoublement du deuxième bruit.

A la palpation de l'épigastre, centre de battements, siégeant sur la ligne médiane, entre l'ombilic et l'appendice xiphoïde Ces battements sont exactement synchrones à ceux du pouls radial.

En outre, il y a plus que des battements, il y a de véritables mouvements d'expansion (pouls veineux hépatique).

Le foie dépasse le rebord des fausses côtes de quatre travers de doigt.

Il est dur. Pouls veineux hépatique expansif.

Rate : Rien de spécial.

Pouls radial : Petit, régulier.

Urines. — Disque épais d'albumine.

3 juin. — Le malade dit avoir eu deux accès de goutte, il y a six mois, au niveau des articulations métatarso-phalangiennes des gros orteils.

Reflux hépato-jugulaire très net.

Matité paravertébrale droite.

10 juin. — Accès de goutte.

Le malade part le 31 juin.

7 novembre 1902. — Il revient présentant toujours les mêmes signes.

Poids : Tension = 16.

Aux poumons, quelques sibilances. Pas d'œdème des bases.

Toujours gros disque d'albumine.

Pendant tout le mois de novembre, le malade est examiné presque journellement. On constate toujours le souffle tricuspidien et le dédoublement du deuxième bruit, mais coexistant rarement. Un jour, c'est l'un, un jour l'autre.

27 novembre. — Ascite. La matité remonte jusqu'à un travers de doigt au-dessous de l'ombilic.

On lui donne de l'apocynum.

9 décembre. — Il a uriné beaucoup ces jours derniers. Il n'y a plus de signes d'ascite.

24 décembre. — Battements parotidiens.

25 février 1003. — Au bout de cinq jours de traitement digitalique, le souffle est moins accusé, l'oppression moins forte, le foie moins douloureux, le pouls veineux moins accusé. Pas d'œdème des jambes.

Résultats fournis par l'étude de ses urines.

Glycosurie phloridzique. — Le 25 mars, à 11 h. 3/4 du matin, injection de 1 centimètre cube de phloridzine.

A midi et demi, rien.

A 1 heure, sucre, assez peu abondant.

A 2, 3, 6 heures, et dans la nuit, rien.

Donc, *hypoglycosurie.*

Bleu de méthylène. — Le 26, injection de 1 centimètre cube à 3 h. 10 du soir.

A 4 heures, rien.

A 5 heures, bleu.

A 6 heures, bleu un peu moins intense.

A 8 heures, bleu plus fort.

A minuit, bleu plus fort.

27 mars. — A 6 heures, bleu maximum.

A midi, bleu.

A 3 heures, bleu.

A 6 heures, bleu faible, chromogène.

A 8 heures, bleu.

A minuit, bleu.

28 mars. — A 6 heures, rien.

A midi, bleu.

A 3 heures, bleu faible.

A 6 heures, bleu très faible.

Le bleu disparaît.

OBSERVATION X

LÉGENDE EXPLICATIVE

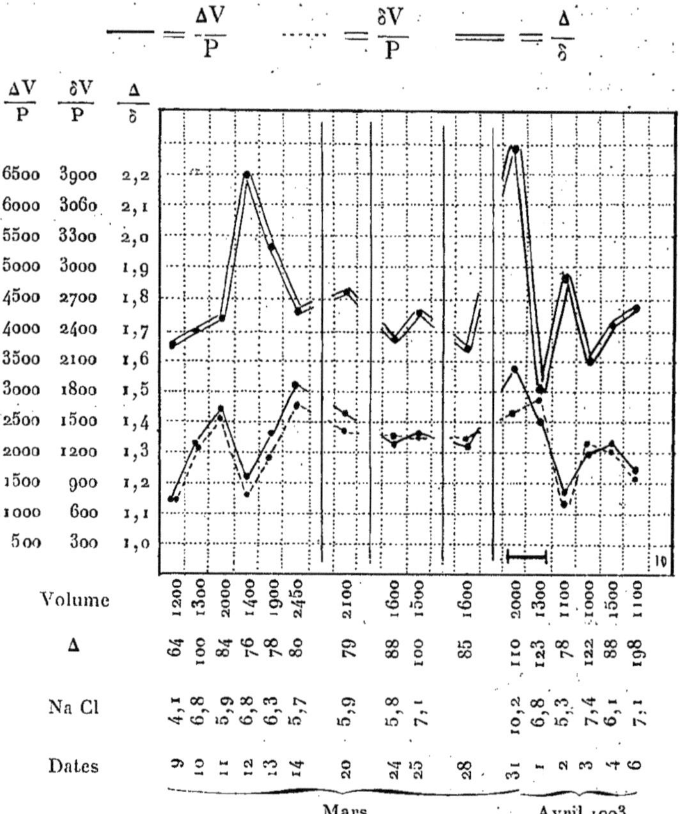

Poids = 63 kil.

Donc : Début. . . . . . Retardé.
Durée. . . . . . 5o heures.
Rythme . . . . . Interrompu polycyclique.
Maximum . . . . 15 heures après l'injection.

Cryoscopie : *Insuffisance rénale* $\left(\frac{\Delta}{\delta} = 1,7\right)$ et *cardiaque* $\left(\frac{\Delta V}{P} = 2000 \text{ en moyenne.}\right)$

Chlorurie. — Bonne. Ascension et chute brusque, première catégorie de Claude et Mauté.

OBSERVATION XI

Albuminurie orthostatique.

R. . D..., vingt-quatre ans, étudiant en médecine.

Pas d'antécédents héréditaires.

Antécédents personnels. — Convulsions dans l'enfance.

Rougeole à quatre ans.

Scarlatine à six ans, assez forte.

Plusieurs atteintes de grippe, assez légères.

A vingt ans, fièvre typhoïde, bénigne.

A vingt-deux ans, poussée congestive au sommet gauche avec submatité, diminution des vibrations, frottements pleuraux.

S'est aperçu, il y a quatre ans, de la présence dans ses urines d'une assez notable quantité d'albumine, quand la miction avait lieu après une station debout ou une marche.

Les urines, émises pendant la station couchée ou assise, ne renferment pas la moindre trace d'albumine. Au contraire, une station debout, même très courte, cinq minutes, suffit à la faire apparaître.

La quantité d'albumine ne semble influencée que d'une manière tout à fait insignifiante par le travail intellectuel, les préoccupations, l'attitude.

En revanche, la fatigue musculaire a sur elle une influence des plus nettes. C'est ainsi que, si nous supposons la quantité d'albumine par litre d'urine égale à 1 après une marche d'une demi-heure, elle sera de 1 1/2 à 2, après une marche d'une heure, de 2 1/2 à 3 après une marche de deux heures.

L'albumine est exclusivement composée de sérine.

Rien au cœur.

Pas de troubles digestifs.

Foie normal.

Réflexes un peu exagérés.

Assez bon état général.

Jamais le moindre symptôme brightique, malgré l'absence complète de tout traitement.

Résultats fournis par l'étude des urines.

Epreuve de la glycosurie phloridzique. — Injection de 1 centimètre cube de phloridzine le 13 mars à 2 h. 3/4.

A 3 h. 1/2, rien.

A 4 heures, sucre.

A 4 h. 1/2, sucre maximum.

A 6 heures, sucre plus faible.

A 8 heures, sucre.

Le sucre disparaît.

Donc : *glycosurie phloridzique normale.*

Bleu de méthylène. — Injection le 14 mars de 1 centimètre cube à 5 heures.

A 6 heures, bleu.

Le bleu va se fonçant graduellement jusqu'au lendemain à 6 heures du matin, maximum.

Puis il décroît graduellement aussi.

Le 17 au matin, l'urine n'en contient plus.

Le 17 à midi, légère teinte bleue, qui persiste jusqu'au 18, à midi.

Donc : Début . . . . normal.
Maximum. . . treize heures après l'injection.
Rythme . . . continu cyclique, sauf une interruption.

OBSERVATION XI

LÉGENDE EXPLICATIVE

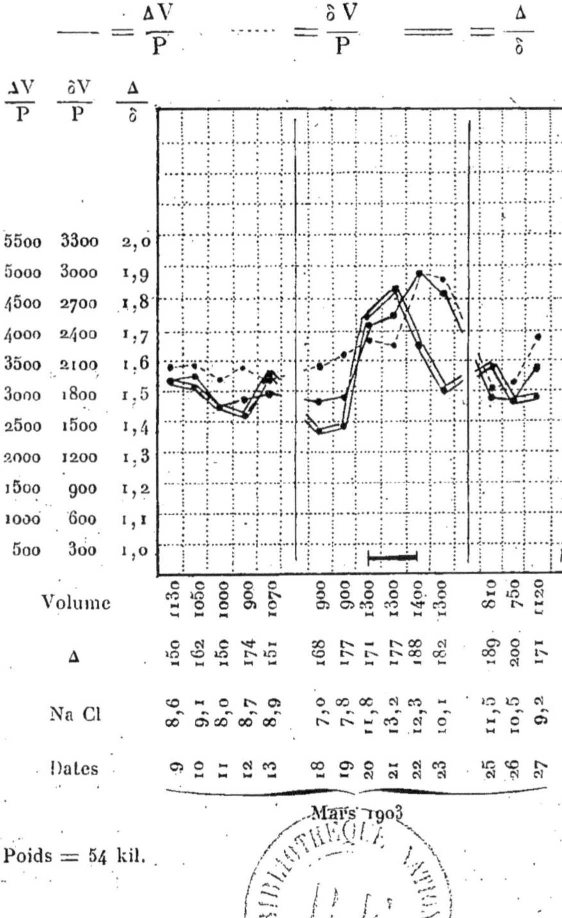

Poids = 54 kil.

Durée . . . . quatre-vingt-onze heures un peu *prolongée.*

Cryoscopie. — Normale.
Chlorurie. — Normale.

OBSERVATION XII

Albuminurie. — Diabète insipide.

Souch Jean-Marie, salle Saint-Augustin, lit n° 7, vingt-cinq ans, cultivateur, entré le 26 mars 1903.

Pas d'antécédents familiaux.

Antécédents personnels.— Pas de syphilis, Alcoolisme depuis le début de la maladie. Boit 2 litres et demi de vin par jour. Pas d'alcool.

Pas de scarlatine, pas d'impaludisme, pas de rhumatisme articulaire aigu.

Bronchites fréquentes. Une hémoptysie, il y a dix ans.

Chute sur l'occiput, il y a neuf ans, suivie de perte de connaissance passagère.

L'affection actuelle a commencé en septembre 1897 par de la polyurie et de polydipsie. Un mois après survint de la céphalée. A la suite de l'application d'un cautère, la céphalée disparut.

A la polyurie et polypdisie persistantes se joignit un affaiblissement prononcé qui le fit réformer au bout de trois mois de service militaire.

Il y a six ans, sciatique qui dura quinze jours, mais dont il se ressent encore de temps à autre.

La polyurie est allée jusqu'à 18 litres, mais depuis qu'il a été traité par M. Teissier, elle est tombée à 6-7 litres par jour, sous l'influence du bromure et de la valériane.

On n'a jamais trouvé dans ses urines ni albumine ni sucre.

Actuellement. — Bon aspect général. Embonpoint conservé, teint coloré.

Ne tousse pas, ne crache pas. Rien au poumon, sauf un peu de rudesse au sommet gauche.

Au cœur, deuxième bruit claqué et clangoreux.

Pouls régulier, 96 pulsations.

Appétit médiocre, un peu de pituite matinale. Quelquefois un peu de diarrhée.

N'a jamais pris de crise, mais semble être fortement névropathe. Réflexes rotuliens exagérés et brusques, légère ébauche de clonus du pied. Pas de troubles pupillaires.

Urines : 6 à 8 litres par jour. Se lève trois ou quatre fois la nuit pour uriner. Urine à peu près autant après qu'avant les repas.

Urines claires, pâles, très fluides.

Pas de sucre. Un anneau mince d'albumine. (Le malade prétend qu'on n'en avait jamais trouvé auparavant. Plusieurs examens postérieurs n'en ont pas décelé.)

Analyse des urines faite par le Dr Nicolas.

Volume.	8 litres.
Réaction	Neutre.
Densité.	1008.
Couleur.	presque nul.
Aspect	louche.
Dépôt	jaune pâle.
Urées	3 gr. 35.
Acide urique	o gr. 70.
Phosphate	o gr. 47.
Chlorures	o gr. 880.

Pas de pigments biliaires, pas de glucose, pas de nucléo-albumine, pas d'albumose, pas de peptones.

Disque très léger d'albumine à l'acide azotique, rien à la chaleur.

Dépôt : Pas de cylindres ni de cellules épithéliales.

20 avril. — On lui supprime le bromure, qu'on remplace par 4 grammes d'antipyrine.

28 avril. — Légère hémoptysie.

Résultats fournis par l'étude de ses urines.

Glycosurie phloridzique. — Le 28 avril, injection de phloridzine à 10 h. 1/2 du matin. Le sucre apparaît dans l'urine à à 11 heures.

Il a son maximum à midi.

A 4 heures plus de sucre.

Donc : *Glycosurie phloridzique normale.*

Cryoscopie. — Normale.

Chlorurie alimentaire. — Normale; à remarquer l'énorme ascension de $\frac{\Delta V}{P}$ (5814).

OBSERVATION XIII

Goutte. — Néphrite.

V... Louis-Jean, soixante-six ans, employé de commerce, entre le 14 mars 1903, salle Saint-Augustin, lit n° 26.

Antécédents familiaux. — Père et mère morts âgés, de maladie inconnue. Un frère mort alcoolique, un autre mort d'une maladie de cœur.

Antécédents personnels. — Quelques accès alcooliques, surtout il y a quinze ans (absinthe).

Célibataire.

A trente-deux ans, épistaxis grave, ayant duré trois jours.

Depuis, quelques épistaxis de temps à autre.

Pas de rhumatisme articulaire aigu.

A trente-trois ans, premier accès de goutte, suivi de trois ou quatre autres, en l'espace de deux années. Depuis, n'ont pas reparu.

Il y a dix ans, on constate déjà de l'albumine dans ses urines et, depuis, on en a trouvé dans les examens faits :

Pollakiurie nocturne depuis douze ans.

Depuis huit ans, dyspnée d'effort.

Il y a trois ans, il fit un séjour dans le service pour palpitations, œdème des jambes, point de côté gauche. On lui fit au

OBSERVATION XII

LÉGENDE EXPLICATIVE

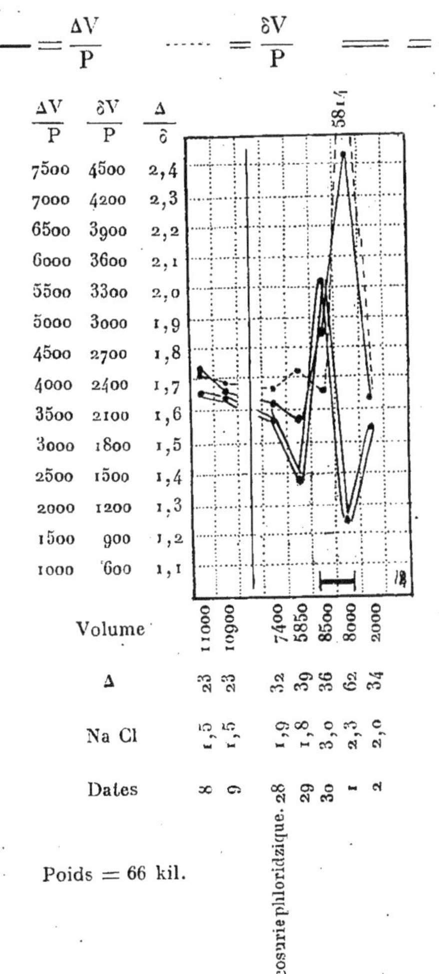

Poids = 66 kil.

niveau de son point de côté une ponction exploratrice et on retira un peu de liquide. Il avait également quelques crachats hémoptoïques. Depuis, il ne put reprendre entièrement ses occupations. Il est essoufflé au moindre effort. Depuis un mois, il tousse beaucoup.

Actuellement. — Dyspnée assez intense, avec cyanose assez marquée de la face, des lèvres et des doigts.

Œdème des jambes, surtout à droite. Pas d'œdème des bourses, ni des lombes.

Poumons. — Toux incessante, sèche, quinteuse. Crachats muqueux, aérés, sans pus.

Aplatissement marqué de la base gauche, diminution des vibrations et submatité. Quelques râles fins de congestion à la base gauche.

Râles de bronchite dans le reste des poumons, sauf dans le tiers supérieur.

Cœur. — Pointe difficile à délimiter, mais paraissant cependant un peu déviée en bas et en dehors (sixième espace). Matité précordiale agrandie et dépassant à droite le sternum.

A l'auscultation, arythmie, claquement du deuxième bruit.

Jugulaires très dilatées avec pouls veineux.

Pouls radial petit, faible et irrégulier.

Tube digestif. — Appétit conservé. Pas de troubles gastriques.

Abdomen un peu dilaté, avec hernie inguinale double, gros foie dépassant de trois travers de doigt les fausses côtes. Pas douloureux à la pression.

Urines. — Assez fort disque d'albumine.

Cryptorchidie bilatérale.

16 mars. — Tension artérielle = 21.

Albumine : 0 gr. 40 au litre; 0 gr. 96 par vingt-quatre heures.

15 avril. — Urines claires. Disque léger d'albumine.

Résultats fournis par l'étude de ses urines.

Glycosurie phloridzique. — Injection de phloridzine le 8 mai à 11 heures du matin.

OBSERVATION XIII

LÉGENDE EXPLICATIVE

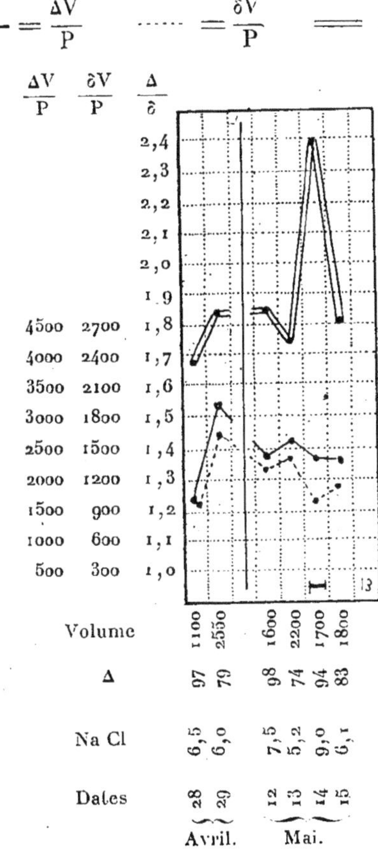

Poids = 64 kg.

A midi, l'urine contient du sucre.

Maximum à 1 heure.

Cessation de la glycosurie à 5 heures.

Glycosurie phloridzique *normale.*

Bleu de méthylène. — Injection le 9, à 11 h. 1/2 du matin

Début à midi et demi.

La teinte va en s'accentuant jusqu'à 6 heures, maximum.

Puis décroît graduellement.

Cesse soixante et une heures après l'injection.

Pas de chromogène.

Donc, début : normal.

Durée : normale.

Rythme cyclique continu.

Cryoscopie. — Légère insuffisance rénale, marquée par un peu d'abaissement des diurèses, et surtout par l'élévation de $\frac{\Delta}{\delta}$ (1.80).

Chlorurie alimentaire. — Normale, première catégorie de Claude et Mauté.

OBSERVATION XIV

(Due à l'obligeance de M. le professeur agrégé Roque.)

Néphrite épithéliale. Excision de la capsule du rein par M. le professeur Jaboulay.

C .. Claude-Marie, vingt-cinq ans, cultivateur, entré le 28 mars 1903, salle Sainte-Marguerite, n° 14.

Entre à l'hôpital pour de l'œdème généralisé et de la dyspnée angoissante.

Pas d'antécédents héréditaires, ni personnels.

Étant au service militaire, il y a trois ans, a eu une angine assez forte. Dans le fort où il se trouvait, d'autres soldats étaient malades en même temps que lui. On ne lui a pas dit qu'il ait eu la scarlatine, ni qu'il y en ait eu autour de lui. Il finit son temps de service sans incident notable, mais remarqua qu'il s'essoufflait plus facilement.

De retour chez lui, travailla la terre pendant quatre mois.

Un peu d'œdème des jambes apparut.

Il y a un an à peu près, son essoufflement toujours croissant l'obligea à cesser son travail.

Depuis cette époque, il a eu quelques périodes d'amélioration, mais jamais complète.

Il y a trois mois, la dyspnée revint, assez forte, et s'est exacerbée depuis huit jours.

Actuellement. — Malade en orthopnée, visage un peu rouge, lèvres cyanosées. Se plaint d'une légère céphalée frontale.

Œdème généralisé, remontant jusqu'au thorax. Œdème des mains.

Langue un peu sale. Pas de diarrhée,

Urine peu, urines brunes.

Cœur. — La pointe ne peut être bien délimitée. Est abaissée dans le sixième espace ; vibrations en masse de toute la paroi. A l'auscultation, galop très marqué. A la palpation, frottement. A l'aucultation, frottement intense, occupant toute la région précordiale.

Pas de battements sus-sternaux.

Pouls. — Plein.

Foie. — Volumineux, dépasse de quatre travers de doigts les fausses côtes.

Poumons. — Râles fins, nombreux aux deux bases.

Température normale.

Urines. — Gros disque d'albumine.

22 mars. — Le malade a pris de la théobromine. On lui a mis deux ventouses scarifiées sur la région précordiale,

Polyurie abondante : 6 litres.

Cœur. — Frottement moins marqué, mais toujours bruit de galop très net.

1er avril. — Au cœur, bruit piaulant très marqué dans toute la région précordiale. Galop toujours net.

26 avril. — Le malade a de nouveau de l'oligurie (650 grammes). La dyspnée augmente. Saignée de 200 grammes.

7 mai. — On essaie successivement la théobromine, la lactose, des sangsues à la région lombaire. Pas d'amélioration. La quantité d'urine tombe à 500 grammes.

L'examen de ses urines après centrifugation permet de déceler dans le dépôt de nombreux cylindres granuleux, quelques cylindres hyalins, quelques globules rouges.

15 mai. — M. le professeur Jaboulay ayant examiné le malade et pensé qu'il y avait lieu de lui faire une décortication de la capsule du rein, on le fait passer à Saint-Sacerdos.

Intervention le même jour. Anesthésie locale au chlorure d'éthyle. Incision de 12 centimètres. Tissus très œdématiés. On arrive sur le rein. La capsule graisseuse est isolée. Puis on arrive sur la capsule fibreuse qui, elle aussi, est œdématiée, infiltrée.

On décortique facilement le rein sur ses deux faces.

Pas d'adhérences. Le rein n'est pas très augmenté de volume et a une coloration normale.

La surface saigne légèrement.

Suture sans drainage.

Décès le 18 mai.

Autopsie. — Poumons : gros, œdème intense de tout le parenchyme. Quelques infarctus hémorragiques.

Foie : énorme, aspect graisseux à la coupe.

Cœur : un peu hypertrophié. L'orifice aortique n'a que deux valves, une antérieure, les deux autres soudées en une seule, avec éperon conservé à la face postérieure. L'orifice aortique paraît un peu petit.

Pas de dépoli net sur le péricarde.

Pas d'hydrothorax. Un peu d'ascite.

Résultats fournis par l'étude de ses urines.

Gycosurie phloridzique. — Injection le 9 mai à 6 heures du soir.

OBSERVATION XIV

LÉGENDE EXPLICATIVE

——— $= \frac{\Delta V}{P}$ ······ $= \frac{\delta V}{P}$ ═══ $= \frac{\Delta}{\delta}$

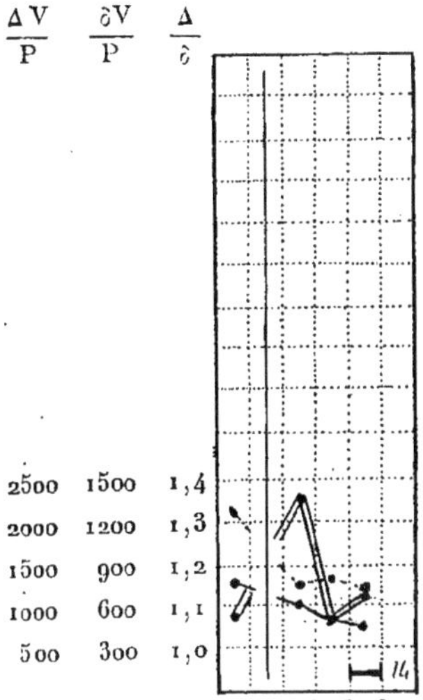

$\frac{\Delta V}{P}$	$\frac{\delta V}{P}$	$\frac{\Delta}{\delta}$
2500	1500	1,4
2000	1200	1,3
1500	900	1,2
1000	600	1,1
500	300	1,0

Volume	1300	1300	900	800
Δ	96	70	87	84
Na Cl	1,2	3,0	1,3	1,5
Dates	9	12	13	14

Mai

Poids = 90 kil.

Glycosurie phloridzique. Hypoglycosurie.

Bleu de méthylène. Elimination en 10 heures

Début de l'élimination du sucre à 6 h. 1/2. Teinte légère. Maximum à 7 h. 1/2. Précipité net.

Les urines suivantes ont une légère teinte jaunâtre qui persiste jusqu'à 1 heure du matin.

En somme, *hypoglycosurie* et élimination un peu retardée.

Bleu de méthylène. — Injection le 12 mai à 11 h. 1/2 du matin.

A midi 1/2, rien,

A 1 heure, bleu.

A 3 heures, bleu maximum (très fort).

Le bleu continue, diminuant légèrement d'intensité, jusqu'au lendemain matin 7 heures où il disparaît.

Pas de chromogène.

En somme :		
	Début . .	A peu près normal.
	Maximum.	Trois heures et demi après l'injetion.
	Durée . .	Dix-neuf heures.
	Rythme .	Continu cyclique.

Cryoscopie. — $\frac{\Delta V}{P}$ insuffisante (de 1000 à 1500).

$\frac{\delta V}{P}$ également (de 800 à 1200).

$\frac{\Delta}{\delta}$ n'est pas très élevé (1 à 1.30).

En somme, insuffisance rénale caractérisée surtout par l'abaissement des diurèses.

Chlorurie alimentaire. — N'a pu être faite qu'un jour, l'intervention chirurgicale ayant été décidée de suite. Très incomplète par conséquent. Cependant les chlorures n'ont pas augmenté et le tracé n'a été modifié en rien. Il est donc probable que la chlorurie aurait été assez mauvaise.

OBSERVATION XV

Cystite. — Néphrite ascendante.

R .. Joseph, cinquante-cinq ans, manœuvre, salle Saint-Augustin, n° 33, entré le 28 avril 1903.

Pas d'antécédents héréditaires.

Antécédents personnels : 2 à 3 litres de vin, un peu d'alcool et d'absinthe.

Deux blennorragies, la dernière à l'âge de trente-cinq ans environs.

Depuis plusieurs années, pollakiurie aussi nocturne que diurne, trois à quatre mictions par nuit.

A quarante ans, une hématurie dont on ne peut savoir si elle fut vésicale ou rénale.

Bronchites hivernales fréquentes, avec plusieurs hémoptysies.

Depuis quelques années, il a assez souvent des maux de tête, des crampes, la sensation de doigt mort.

Affection actuelle. Depuis un mois se plaint d'avoir perdu ses forces.

Actuellement, assez bon aspect général.

Pas d'œdème des jambes, ni de la face.

Tousse un peu. Crachats purulents, un peu striés de sang. Râles et sibilances de bronchites. Au sommet droit, légère submatité avec respiration obscure et soufflante.

Au cœur, bruits peu intenses, réguliers, sans galop.

Tension du pouls : 18.

Pas de vomissement. Pas de diarrhée.

Foie dépassant légèrement les fausses côtes.

Pas de température.

Urines. — Troubles, sans odeur ammoniacale avec des débris d'épithélium vésical.

Examen fait le 30 avril par M. le Dr Nicolas.

Volume 1100 grammes.

Urée 8 grammes par litre, 8 gr. 8 en totalité.

Chlorures 2 gr. 2 au litre, 2 gr. 42 en totalité.

Pas de pigments biliaires, de mucine, de glucose, de nucléo-albumine, d'albumose, de peptone.

Présence d'albumine vraie, complètement acéto-soluble.

Albumine totale : 99 centigrammes, 90 centigrammes au litre :

Examen microscopique. — 1° Globules blancs non déformés;

2° Globules de pus en très grande quantité;

3° Pas de globules rouges ;

4° Beaucoup de cellules épithéliales vésicales ;

5° Cylindres hyalins assez longs et de différents diamètres;

6° Pas de cylindres granuleux.

7° Flore microbienne développée (streptocoques et staphylocoques);

8° Pas de bacilles de Koch;

9° Cristaux d'oxalate de chaux.

En résumé : diminution générale de tous les éléments normaux.

Quantité notable d'albumine et cylindres hyalins.

Processus de suppuration semblant provenir de la vessie.

RÉSULTATS FOURNIS PAR L'ÉTUDE DES URINES .

Glycosurie phloridzique. — Injection le 3 mai à 11 h. 1/2 du matin.

Les urines recueillies d'heure en heure jusqu'à 6 heures du soir n'ont pas présenté la moindre trace de sucre.

Donc, *anaglycosurie* complète.

Bleu de méthylène. — Injection le 5 mai à 11 h. 1/2.

A midi et demi, rien.

A 1 heure, bleu.

L'élimination est continue, sans maximum.

Elle cesse soixante-dix heures après l'injection.

Pas de chromogène.

Donc : Début. . . Un peu retardé.
Durée. . . Normale.
Pas de maximum.
Rythme : continu.

OBSERVATION XV

LÉGENDE EXPLICATIVE

—— $= \frac{\Delta V}{P}$ ...... $= \frac{\delta V}{P}$ ═══ $= \frac{\Delta}{\delta}$

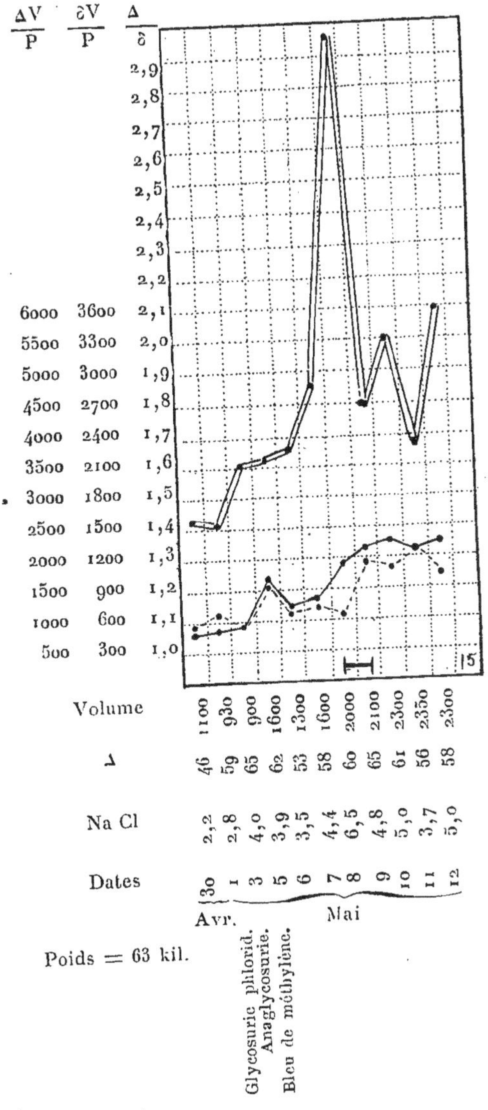

$\frac{\Delta V}{P}$	$\frac{\delta V}{P}$	$\frac{\Delta}{\delta}$
		2,9
		2,8
		2,7
		2,6
		2,5
		2,4
		2,3
		2,2
6000	3600	2,1
5500	3300	2,0
5000	3000	1,9
4500	2700	1,8
4000	2400	1,7
3500	2100	1,6
3000	1800	1,5
2500	1500	1,4
2000	1200	1,3
1500	900	1,2
1000	600	1,1
500	300	1,0

15

Volume	1100	930	900	1600	1300	1600	2000	2100	2300	2350	2300
Δ	46	59	65	62	53	58	60	65	61	56	58
Na Cl	2,2	2,8	4,0	3,9	3,5	4,4	6,5	4,8	5,0	3,7	5,0
Dates	30	1	3	5	6	7	8	9	10	11	12
	Avr.	Mai									

Poids = 63 kil.

Glycosurie phlorid.
Anaglycosurie.
Bleu de méthylène.

Cryoscopie. — Insuffisance rénale marquée.

Chlorurie. — Assez bonne, quoique l'élimination des chlorures soit un peu prolongée. Peut se ranger entre la deuxième et la troisième catégorie de Claude et Mauté.

TABLEAU RÉCAPITULATIF DE NOS OBSERVATIONS

OBSERVATIONS	MOIS	Bleu de méthylène — DÉBUT — Norm.	Bleu de méthylène — DÉBUT — Retard.	Bleu de méthylène — DURÉE — Norm.	Bleu de méthylène — DURÉE — Prol.	Glycosurie phloridzique — Norm.	Glycosurie phloridzique — Hypo.	Glycosurie phloridzique — Ana.	Cryoscopie — $\frac{\Delta V}{P}$	Cryoscopie — $\frac{\delta V}{P}$	Cryoscopie — $\frac{\Delta}{\delta}$	Chlorurie alimentaire — Catégories de Claude et Mauté — 1re	2e	3e	4e
I Albuminurie. Galop. Myocardite	Nov.	+		+		+			2600	1700	1,53	+			
	Janv.								1000	800	1,30				+
II. Néphrite gravidique	Nov.		+		+	+			1600	1400	1,35	+			
	Janv.		+	+		+			1600	1200	1,40	+			
III. Leucocythémie (?). Albuminurie									2500	1900	1,30		+		
IV. Néphrite interstitielle. Foyer d'hémorragie cérébrale		+			+		+		1200	800	1,40				
V. Néphrite interstitielle									2000	1100	1,85				
VI. Néphrite. Galop. Ancienne hémiplégie	Janv.		+	+		+			2500	1500	1,70	+			
	Mars				+				3500	2700	1,35				
VII. Néphrite. Polyurie	Janv.	Pas d'élimination						+	3500	1400	3,00			+	
	Mars		+		+			+	3000	1400	2,00	+			
VIII. Albuminurie. Tuberculose pulmonaire		+		+		+			3000	1800	1,70	+			
IX. Néphrite. Galop. Insuff. aortique. Hémiplégie			+		+			+	1000	700	1,30			+	
X. Albuminurie. Souffle systolique. Pouls veineux			+	+			+		2000	1400	1,70	+			
XI. Album. orthostatique		+			+	+			3000	2000	1,50	+			
XII. Diabète insipide. Albuminurie						+			3500	2300	1,50	+			
XIII. Néphrite. Goutte		+		+		+			2500	1500	1,80	+			
XIV. Néphrite épithéliale			+	+	rapide (19 h.)		+		1200	900	1,25				+?
XV. Cystite. Néphrite ascendante			+	+				+	1500	900	1,65		+		

N.-B. — Les chiffres inscrits dans les colonnes $\frac{\Delta V}{P}$, $\frac{\delta V}{P}$, $\frac{\Delta}{\delta}$, représentent des moyennes que nous avons dû établir d'après nos courbes.

ÉTUDE DES OBSERVATIONS

Lorsqu'on jette sur les observations précédentes un coup d'œil d'ensemble, on constate immédiatement que, pour un certain nombre d'entre elles, les méthodes d'explorations de la perméabilité rénale ont donné des résultats à peu près concordants.

Ce sont d'abord les observations où la perméabilité rénale semble avoir conservé son intégrité primitive, les numéros XI (albuminurie orthostatique et XII (diabète insipide).

Ce sont ensuite celles où cette perméabilité semble extrêmement compromise et où les quatre procédés s'accordent à le démontrer (obs. IX, néphrite interstitielle et XV, néphrite ascendante).

Entre ces deux groupes se placent les observations r stantes, à perméabilité plus ou moins endommagée. A l'exception d'une seule (obs. IV, néphrite interstitielle accompagnée d'hémiplégie), elles nous fournissent toutes des résultats discordants.

Cela n'a rien qui puisse surprendre, les procédés d'exploration que nous avons employés se rapportant à des portions différentes de l'appareil rénal, le bleu s'éliminant par l'épithélium canaliculaire, les chlorurs par le glomérule, la cryoscopie nous renseignant à la fois sur l'un et sur l'autre, et la glycosurie phloridzique correspondant à une fonction de la cellule rénale sur laquelle nous ne sommes pas encore absolument fixés.

Aussi, est-il tout naturel que les résultats, comparables en général lorsque le rein n'est atteint que d'une manière insignifiante, ou quand tout le rein est malade, soient plus ou moins en discordance suivant que la lésion rénale a tel ou tel siège.

Quelle valeur conviendra-t-il d'attacher aux résultats de chaque méthode, considérée isolément. Nous allons essayer de l'examiner au triple point de vue du diagnostic, du pronostic et du traitement.

Diagnostic. — Le bleu de méthylène et la glycosurie phloridzique ont pour eux leur facilité d'exécution. Cela n'est pas négligeable si l'on considère qu'un des premiers mérites d'un procédé de ce genre, c'est d'être à la portée de tous les praticiens. Dans la majorité des cas, le bleu nous fournit d'utiles renseignements; il en est cependant où il semble manifestement insuffisant à dévoiler la lésion rénale. C'est ainsi que dans les observations VIII (albuminurie chez un tuberculeux) et XIII (néphrite goutteuse), où il existe incontestablement un certain degré d'imperméabilité prouvée par la cryoscopie, le bleu a été éliminé d'une façon parfaitement normale.

Il y a de plus pour le bleu une cause d'erreur, qui a dû très probablement vicier un certain nombre des observations faites jusqu'à ce jour et qu'il sera heureusement facile d'éviter désormais, après les récents travaux de MM. Linossier et Lemoine[4]. Ces auteurs ont en effet constaté que l'attitude du sujet pouvait modifier considérablement l'élimination du bleu, et qu'un sujet couché éliminait, dans un espace de temps donné, une quantité de bleu pouvant être jusqu'à cinq fois plus considérable que celle éliminée par un sujet debout. Nous aurions été heureux de pouvoir le vérifier, nos observations étaient malheureusement déjà prises.

Nous nous bornerons à dire que tous nos malades restaient couchés ou ne se levaient que d'une manière insignifiante. Nous avons donc échappé à peu près à cette cause d'erreur.

Un seul des sujets examinés par nous (observation XI, albuminurie orthostatique) allait et venait, debout la plus grande partie de la journée, et chez celui-là, dont la perméabilité rénale semble cependant prouvée par la cryoscopie, la chlorurie, la glycosurie phloridzique et le début normal du bleu, ce dernier s'est éliminé pendant un temps assez supérieur à la normale (91 heures). Ce petit fait semblerait donc tout à fait d'accord avec la très intéressante théorie de MM. Linossier et Lemoine.

Il est, à propos du bleu de méthylène, un point sur lequel l'accord ne semble pas encore définitivement fait. D'après les travaux de MM. Bard et Bonnet, L. Bernard, son élimination, loin d'être retardée, se ferait dans les néphrites épithéliales d'une façon beaucoup plus rapide que normalement. Cela a été mis en doute par MM. Claude et Balthazard. Nous n'avons, dans nos

[4] *Gazette méd. des hôpitaux,* mars, mai 1903.

observations, qu'une seule néphrite épithéliale bien nette ; le bleu y a été éliminé en dix-neuf heures, avec une très grande rapidité, par conséquent.

En somme, le bleu nous semble un procédé commode, capable de rendre des services incontestables, mais dont les résultats ne peuvent nous fournir une certitude absolue.

Il en est un peu de même pour la phloridzine. Elle nous a en effet donné des glycosuries parfaitement normales chez des sujets à lésions rénales certaines (observat. VI, VIII, XIII).

Aussi bien ne faut-il pas donner à ses résultats, non plus qu'à ceux du bleu, une valeur qu'ils n'ont pas, et croire à un rein perméable parce que l'élimination du bleu ou du sucre a été normale. Tous deux, ils correspondent à certaines lésions du rein et ne peuvent suffire à donner une idée d'ensemble de la fonction rénale. Le bleu est éliminé par l'épithélium canaliculaire et les troubles de son élimination correspondront à des lésions de cet épithélium. Des reins, dont la lésion sera glomérulaire, pourront fort bien éliminer le bleu comme des reins normaux. Quant à la phloridzine, elle est transformée en sucre par la cellule rénale, suivant les lois d'un mécanisme intime sur lequel nous sommes encore loin d'être fixé. Faut-il croire suivant l'hypothèse émise par notre maître, M. le professeur Teissier, que la glycosurie phloridzique correspondrait à la fonction endo-sécrétoire du rein et nous renseignerait sur elle ? Ce serait assurément aussi possible que désirable et la thèse de M. Miorcec contient une observation bien caractéristique à cet égard. Nous pourrions en fournir une analogue. Si nous prenons, en effet, les deux observations IV et VI, nous constatons qu'elles concernent toutes deux des malades atteintes de néphrite interstitielle, compliquée, chez toutes deux, d'hémiplégie. Toutes deux ont une perméabilité rénale compromise, d'après le bleu et la cryoscopie, un peu moins, il est vrai, chez le VI que chez le IV. Mais la grande différence entre elles, c'est que, après l'injection de phloridzine, celle-ci a eu une hypoglycosurie des plus marquées (trois heures seulement après l'injection, très léger précipité rouge et qui ne reparaît plus), et la première une glycosurie parfaitement normale. Or, l'état général de la première est des plus inquiétants ; elle meurt peu de temps après. Celui de la seconde, au contraire, s'améliore avec une rapidité singulière ; au bout de moins de deux mois, elle présente une cryoscopie tout à fait normale, sa diurèse moléculaire totale est passée de 2500 à 3500, sa diurèse moléculaire élaborée de 1500 à 2700 et son rapport $\frac{\Delta}{\delta}$, primitivement de 1,70, n'est plus que de 1,35. Peut-on expliquer cela par la présence, chez ces deux malades à perméabilité compromise et dont les observations cliniques se ressemblent singulièrement, d'une sécrétion interne, troublée chez la première, intacte chez la seconde ? Peut-être, quoique ce ne soit malheureusement là qu'une hypothèse.

En tout état de cause. la phloridzine nous donnera certainement des résultats intéressants. Il n'y a pas là simple filtration comme pour le bleu, il y a une transformation effectuée par la cellule rénale et en rapport évidemment avec l'énergie propre de cette cellule. Néanmoins, il sera toujours prudent de ne pas se borner à une seule méthode, de les contrôler les unes par les autres, si l'on veut se rendre un compte exact de l'état de la fonction rénale.

A la rigueur, cependant, une méthode pourrait pour cela, suffire au clinicien. Ce serait la cryoscopie. Après le triple renseignement qu'elle nous fournit, sur l'état du glomérule par la valeur $\frac{\Delta V}{P}$, sur l'état de l'épithélium par le rapport $\frac{\Delta}{\delta}$, sur la dépuration urinaire par la valeur $\frac{\delta \Delta}{P}$, on ne voit pas ce que l'on pourrait exiger encore. Tout au plus la phloridzine, si l'hypothèse de ses relations avec la sécrétion interne rénale se confirmait.

Pour donner une idée des services que peut rendre la cryoscopie, nous nous permettrons d'appeler l'attention sur les observations VIII et XIII où seule elle a décelé l'imperméabilité rénale et surtout sur l'observation I. Cette dernière a pour sujet un malade chez lequel l'albuminurie, le bruit de galop, la présence de cylindres dans les urines, avaient fait faire le diagnostic de néphrite.

Or, il suffit de jeter les yeux sur la courbe cryoscopique pour constater qu'elle ne nous présente qu'un type d'insuffisance rénale extrêmement léger, que le rapport $\frac{\Delta}{\delta}$ oscille d'ordinaire autour de 1,30, et que ce qui la caractérise, c'est l'extrême abaissement des diurèses. C'est une courbe d'insuffisance cardiaque.

Et, en effet, le malade étant mort, l'examen histologique de ses reins fut pratiqué par M. le professeur agrégé Paviot et il n'y trouva que des « lésions très minimes » simplement une sclérose extrêmement légère au niveau des artères et de la capsule de Bowmann.

Au cœur, au contraire, lésions profondes de myocardite interstitielle chronique.

Les très grands services que peut nous rendre, au point de vue diagnostique, la cryoscopie sont donc évidents. La seule chose qu'on puisse reprocher à la méthode, c'est d'être assez délicate d'exécution. Il faut en avoir une certaine habitude, prendre des précautions minutieuses (Chanoz et Lesieur, *Journ. de phys. et path. gén.*, septembre 1902), suivre enfin autant que possible ses malades un certain temps, car elle varie d'un jour à l'autre dans des proportions souvent assez considérables.

On pourra toujours utilement la compléter par la chlorurie alimentaire, mais cette méthode nous semble avoir surtout une valeur pronostique.

Pronostic. — C'est en effet à ce point de vue-là que l'ont préconisée MM. Claude et Mauté. Et en effet nous ne l'avons jamais trouvée en défaut. Jamais nous n'avons vu, après une bonne chlorurie, l'état général s'aggraver, non plus que s'améliorer après une mauvaise. Au contraire, si nous prenons par exemple les sujets qui nous ont donné des chloruries favorables, nous constatons toujours une évolution assez rapide vers un mieux sensible. Plusieurs n'ont pu être suivis par nous que pendant un temps assez court (nos VIII, XIII). Pour d'autres, nous avons pu procéder à un examen ultérieur confirmatif de l'amélioration. C'est ainsi que le n° II, femme atteinte de néphrite gravidique, examinée par M. Miorcec au mois de novembre dernier, présentait à cette époque un bleu de méthylène très retardé. Au mois de janvier suivant, son bleu s'élimine dans un temps normal. Le n° VI (néphrite interstitielle) avait à son entrée, en janvier, une formule cryoscopique d'imperméabilité. Deux mois plus tard, sa cryoscopie était devenue normale. Or ces deux malades présentaient une chlorurie normale.

Une troisième observation est peut-être encore plus démonstrative. C'est l'observation VII, dont le sujet présentait une imperméabilité extrêmement accusée : anaglycosurie avec la phloridzine, pas de bleu dans les urines après injection, rapport $\frac{\Delta}{\delta}$ de 3 en moyenne. Seule la chlorurie donnait des résultats un peu meilleurs. Le deuxième jour de l'administration des chlorures, $\frac{\Delta V}{\delta}$ avait passé de 3800 à 4800, et le troisième jour, $\frac{\Delta}{\delta}$ s'était élevé à 5,8. Puis la chute s'était faite ; bien qu'avec un peu de retard, la courbe avait donc été sensiblement modifiée.

Or, l'amélioration fut évidente au bout de deux mois, constatable non seulement par la clinique, mais aussi par l'expérimentation. La cryoscopie était sensiblement meilleure. Le bleu de méthylène passait, avec une élimination retardée et prolongée, c'est vrai, mais enfin passait. Seule, l'anaglycosurie phloridzique persistait. Enfin la chlorurie, précédant, en quelque sorte, toujours les autres méthodes, était devenue parfaitement normale.

Quant aux cas inverses, où de mauvaises chloruries on put déduire un pronostic grave, nous en avons également. Ce sont les observations I et XIV, ou l'administration des chlorures n'a nullement modifié la courbe et où la mort est survenue à bref délai. Malheureusement, nous sommes forcé ici de faire certaines réserves. Pour l'observation XIV (néphrite épithéliale), nous n'avons pu donner les chlorures qu'un seul jour, et il est fort possible qu'une épreuve plus prolongée ait pu finir par provoquer une élimination de NaCl plus considérable que d'ordinaire. Quant à l'observation I, elle concerne cette myocardite prise pour une néphrite et où les lésions rénales étaient, en réalité, très légères.

De plus, un autre fait vient encore rendre des plus minimes la valeur de ces observations. C'est que ce sont les deux seules, parmi celles qui figurent dans cette thèse, dont les sujets aient présenté des œdèmes assez notables. Or, d'après la conception de M. Achard à laquelle se rallie notre maître, M. Teissier, chez les sujets à œdème, les chlorures seraient retenus dans les tissus et le retard dans leur élimination très fréquent. A l'appui de cette manière de voir, citons les récentes communications de MM. Widal et Lemievre et Widal et Javal *(Soc. méd. des hôp. de Paris)* et J. Courmont *Soc. méd. des hôp. de Lyon*, juin 1903), d'après lesquelles il existerait évidemment un rapport étroit entre les œdèmes et les chlorures.

La courbe de l'observation I viendrait le confirmer dans une certaine mesure, car on constate que, n'ayant été nullement influencée par l'épreuve de la chlorurie, elle abrusquement présenté, plusieurs jours après, un schéma très accusé d'insuffisance rénale. Comme cela coïncidait avec l'administration de la digitaline, il semble infiniment probable que les chlorures ont été retenus dans les tissus avant d'être entraînés en une brusque débâcle provoquée par la médication digitale.

La cryoscopie, considérée isolément, peut elle aussi donner des renseignements pronostiques intéressants. Ils seront surtout fournis par les évolutions de la valeur $\frac{\delta V}{P}$. La diurèse moléculaire élaborée correspond, en effet, à la dépuration urinaire et son abaissement exagéré est d'un pronostic grave. Trois de nos malades ont succombé à leurs lésions, et chez tous trois, $\frac{\delta V}{P}$ était tombée en dessous de 1000 (observations I (800), IV (800), XIV (900).

Quant à la glycosurie phloridzique, le parallèle entre deux observations (IV et VI) que nous avons fait plus haut, suffit à montrer combien ses résultats méritent, au point de vue pronostique, d'appeler toute l'attention du praticien.

Traitement. — Si nous en disons un mot, c'est que là aussi la cryoscopie peut jouer son rôle. Elle nous semble un adjuvant précieux de la thérapeutique. En faisant la courbe cryoscopique d'un malade, on peut, en effet, suivre jour par jour l'action produite sur son organisme par tel ou tel médicament.

C'est ainsi que la courbe de l'observation I nous fait voir que la digitale n'agit guère. La digitaline, au contraire, a une action des plus nettes, sauf à la fin. Les courbes des observations V, VI, VII nous montrent l'influence manifeste du régime lacté. Le tracé cryoscopique permet de suivre la marche d'une lésion rénale, absolument comme la courbe thermométrique l'évolution d'une maladie fébrile.

En somme, les méthodes actuelles d'exploration de la perméabilité rénale nous semblent pouvoir rendre de précieux services. Les données que nous fournit la clinique conservent évidemment leur valeur, pour le diagnostic d'abord, qui doit être causal et anatomique autant que physiologique, pour le pronostic ensuite, car l'urémie n'est pas seulement imputable au défaut de perméabilité rénale; l'insuffisance d'autres organes que le rein concourt vraisemblablement à la déterminer. Néanmoins, on aura toujours profit, nous semble-t-il, à confirmer les renseignements que nous donne la clinique par ceux que nous fournit l'expérimentation.

CONCLUSIONS

I. Les résultats, que nous ont donnés nos observations, sont tout à fait comparables avec ceux obtenus par M. Miorcec et confirment les idées émises dans sa thèse sous l'inspiration de notre maître commun, M. le professeur Teissier.

II. Si nous mettons en parallèle les différentes méthodes d'exploration de la perméabilité rénale étudiées ici, nous rangerions, au point de vue de leur valeur diagnostique, par ordre de mérite croissant :

1° Le bleu de méthylène, procédé commode, mais dont les résultats ne peuvent fournir une certitude absolue ;

2° La glycosurie phloridzique, qui n'est pas le résultat d'une simple filtration et a le mérite de nous renseigner sur l'énergie chimique de la cellule rénale.

3° La cryoscopie, qui, par le triple renseignement qu'elle nous fournit sur l'état du glomérule, sur celui de l'épithélium et sur la dépuration urinaire, suffit presque à nous donner une idée d'ensemble de la fonction rénale.

III. Au point de vue du pronostic, la chlorure alimentaire nous paraît avoir une valeur indéniable. La cryoscopie également par l'évolution de la valeur $\frac{\partial V}{P}$. Quant à la glycosurie phloridzique, il est possible qu'elle soit en rapport avec la sécrétion interne rénale et ses résultats méritent d'être pris en sérieuse considération.

IV. En somme, il nous semble qu'en contrôlant les uns par les autres les renseignements que nous donnent les méthodes d'exploration de la perméabilité et en y joignant ceux que nous fournit la clinique, on peut arriver actuellement à se faire une idée assez exacte de la fonction rénale.

INDEX BIBLIOGRAPHIQUE

ACHARD et CASTAIGNE, Diagnostic de la perméabilité rénale (Soc. méd. des Hôpitaux, 18 juin 1897, 14 janvier 1898, 24 février 1899).

ACHARD et CLERC, Bull. et Revue de la Soc. méd. des Hôpitaux, février 1900.

ACHARD et DELAMARE, Glycosurie phloridzique et exploration des fonctions rénales (Soc. méd. des Hôpitaux, 7 avril 1899).

ALBARRAN, BERNARD et BOUSQUET. Sur la cryoscopie appliquée à l'exploration des fonctions rénales (Cong. urolog., octobre 1899).

BARD, Gazette hebdomadaire, 1897.

BARD et BONNET, Recherches et considérations cliniques sur les différences de perméabilité rénale dans les diverses espèces de néphrites (Arch. gén. de méd., février, mars, avril 1898).

BARAILHÉ, Cryoscopie des urines normales (th. de Lyon, 1901).

BERNARD, Les fonctions du rein dans les néphrites chroniques (th. de Paris, février 1900).

— Toxité du sérum sanguin et de l'urine (Revue de méd., février 1900).

BERNARD, Bulletin et Mém. de la Soc. méd. des hôpitaux, 29 janvier 1900).

— Revue de médecine, 1902, 210-250.

BOHNE, Fortschritte der Med., 15, 1897.

BOUCHARD, Leçons sur les auto-intoxications dans les maladies (1877).

— Journal de physiologie et pathologie générale, 1901.

BUJNIEWICZ, Zur Theorie der Harnbildung (Le physiologiste russe, 1901).

CASTAIGNE, Gazette des hôpitaux, juin 1898.

CHANOZ et LESIEUR, Journal de physiologie et de pathologie générale, septembre 1902.

CHAUFFARD et CASTAIGNE, Valeur séméiologique de l'épreuve du bleu de méthylène chez les hépatiques (Soc. méd. des Hop., 23 avril 1898).

CHAUFFARD et CAVASSE, Contribution à l'étude de la perméabilité rénale chez les hépatiques (Presse médicale, mars 1898).

CLAUDE et BALTHAZARD, Cryoscopie appliquée aux maladies du cœur et des reins (Presse méd., février 1900).

CLAUDE et MAUTÉ, Chlorurie alimentaire expérimentale chez les néphrites (Arch. gén. de méd., août 1902).

CLOUPET, Glycosurie phloridzique (th. Toulouse, 1899).

J. COURMONT, Soc. méd. des hôpitaux de Lyon, 30 juin 1903.

DELAMARE, th. de Paris, 1899.

DREYFUS, th. de Lyon, 1898,

EICHHORST, Traité de diagn. méd., 1902.

GASTINEL, th. de Lyon, 1888.

LÉPINE, Lyon médical, 20 février 1898, p. 251.

— Lyon médical, 24 avril 1898, p. 573.

— Elimination du rouge trisulfonate de soude (Soc. méd. de Lyon, juillet 1898).

LÉPINE, Valeur clinique des résultats fournis par le bleu, 31 janvier 1898.

— Bulletin et Mémoire de la Soc. méd. des hôpitaux, 1902, 30, XIX.

MAZAUD, th. de Paris, 1898.

MIORCEC, th. de Lyon, 1902.

PUGNAT et REVILLIOD, Arch. gén. de méd., juillet 1902.

TEISSIER et ROQUE, Toxicité des urines albumineuses (Comptes rendus de l'Acad. des sciences).

TEISSIER, Cours magistral, 1902.

WIDAL et LEMIERRE, Pathogénie des œdèmes brigthiques, Soc. méd. des hôp., juin 1903.

WIDAL et JAVAL, La cure de déchloruration, Soc. méd. des hôp., juin 1903.

TABLE DES MATIÈRES

Lyon. — Imp. A. Rey, 4, rue Gentil. — 23413

www.ingramcontent.com/pod-product-compliance
Ingram Content Group UK Ltd.
Pitfield, Milton Keynes, MK11 3LW, UK
UKHW020153200726
13856UKWH00003B/982